Aspectos Psicológicos em Tempos de Pandemia

Juan Moisés de la Serna

Traduzido por Daniela Ortega

Editorial Tektime

2020

Prólogo

Após a ótima recepção do artigo intitulado "Qual o papel do psicólogo diante do novo Coronavírus (COVID-19)?", que publiquei na Cátedra Aberta de Psicologia e Neurociência em 12 de fevereiro de 2020, e, em vista do interesse despertado entre colegas psicólogos e outras pessoas interessadas em psicologia, decidi escrever este livro, em que o tema da perspectiva psicológica é abordado em tempos de pandemia.

Apesar de as informações sobre crises sanitárias, serem muito recentes e, em alguns casos, "mutáveis", vou apresentar o trabalho com base nos dados atuais e, especialmente, em publicações de natureza científica, que também incluirão declarações de diferentes especialistas coletadas por meios de comunicação devidamente citados.

Um livro acessível a todos que desejam se aprofundar nos aspectos psicológicos de um fenômeno de massa em tempos de crise da saúde.

Dedicado aos meus pais

Conteúdo

Capítulo 1. Introdução à COVID-19

Pode-se falar em crise pessoal ou social; no primeiro caso, ocorre alguma circunstância interna ou externa que muda a maneira pela qual um indivíduo percebe seu presente, seu futuro e até seu passado, podendo questionar seu papel na vida ou tudo em que acreditava e pensava até aquele momento. É o caso quando um membro da família morre, especialmente se é alguém próximo, ou se sofre algum tipo de acidente com consequências para a saúde ou autonomia da pessoa. Mas alguém também pode entrar em crise devido a aspectos emocionais, como o colapso emocional causado, por exemplo, por um rompimento sentimental de nosso parceiro ou o divórcio dos pais, quando somos adolescentes, com os quais, do ponto de vista psicológico, pode-se falar em crises causadas por circunstâncias muito diversas que afetam o indivíduo. Mas há crises sociais, como no caso de crises humanitárias, em que milhões de pessoas afetadas abandonam tudo o que têm e começam a fugir para um futuro incerto; crises econômicas também podem ocorrer, onde milhares de pessoas podem perder o emprego da noite para o dia e, com isso, deixar de gerar renda para sua casa, colocando em risco sua sobrevivência e a da sua família (@NTN24ve,

2018) (ver Ilustração 1).

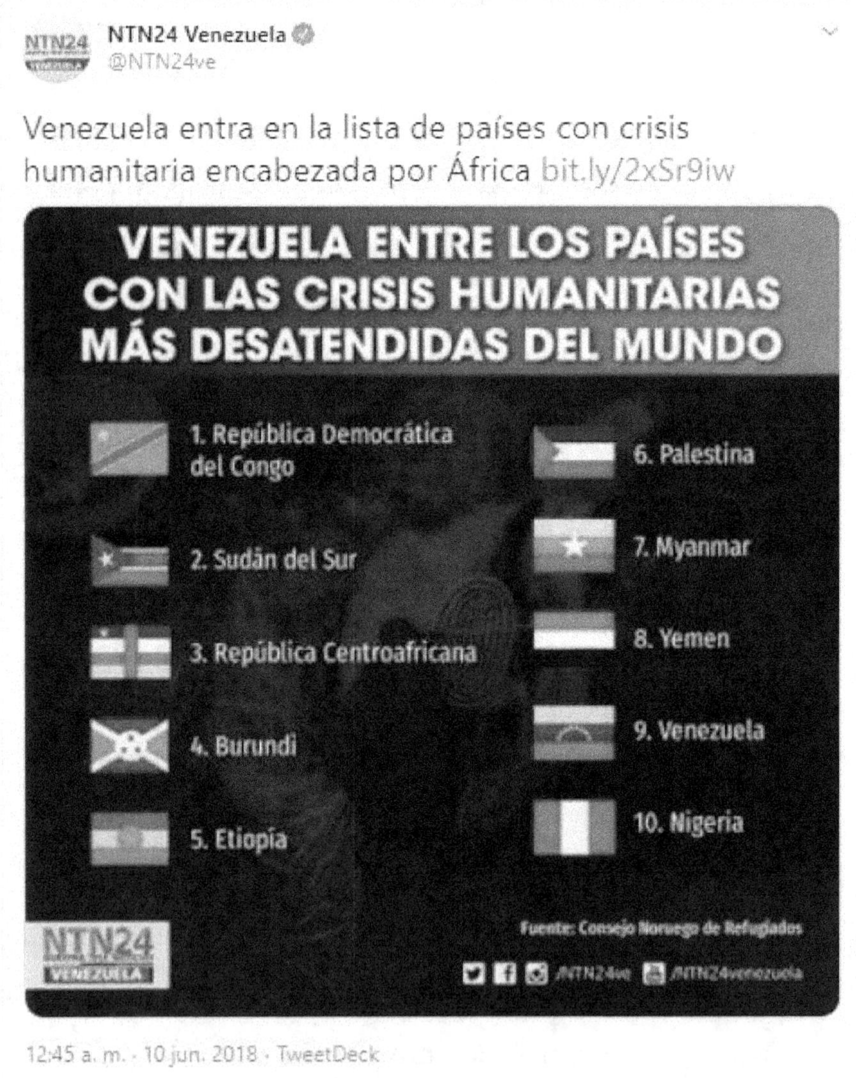

Ilustração 1. Tweet Crises Humanitárias

Nesse tipo de crise, estariam também aquelas relacionados à saúde, nas quais uma doença pode colocar em risco a vida da pessoa, de alguém que estava saudável dias antes. Essa categoria pode incluir pandemias e até emergências de saúde, como a COVID-19, uma doença que mobilizou milhares de médicos e profissionais de saúde, que lutam diariamente para mitigar os efeitos do vírus, mesmo colocando em risco a própria vida.

Embora às vezes os meios de comunicação deem mais visibilidade ao número de afetados e falecidos, informação oferecida pelos diferentes governos e reunidas pela OMS em seu site.

No Centro de Ciência e Engenharia de Sistemas da Universidade Johns Hopkins (EUA), (Johns Hopkins CSSE, 2020) o número de casos de afetados, falecidos e recuperados é relatado numérica e visualmente, tanto globalmente quanto por país.

Assim, em 7 de março de 2020, quando este livro teve início, o número de casos de afetados em todo o mundo era 102.470, distribuídos em 101 países, dos quais 80.651 afetados estavam na China, seguida pela Coréia do Sul, com 7.041, e Irã, com 4.747; Espanha ocupava a décima posição, com 401 casos (ver Ilustração 2**Error! Reference source not found.**).

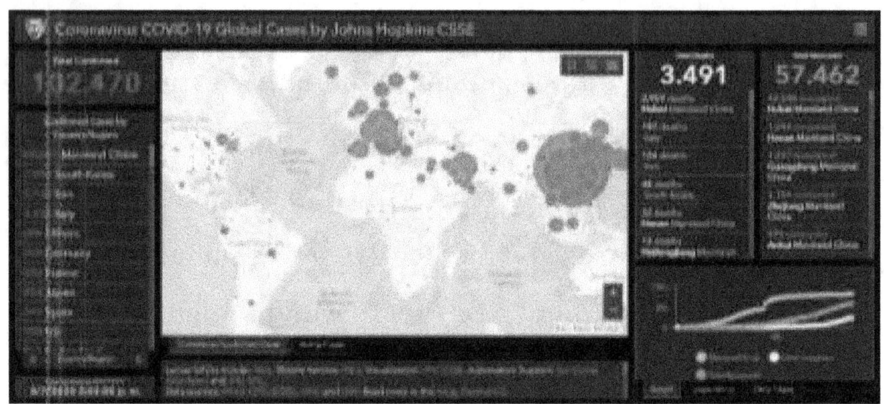

Ilustração 2 Casos de contagiados em 7 de março de 2020

Da mesma forma, o portal informava que o número de mortes até o momento era de 3.491 pessoas, tendo já sofrido e se recuperado da doença 57.462 pessoas.

Atualizando os dados anteriores para 19 de março de 2020, o número de afetados passou a 218.827 pessoas, distribuídas em 160 países, com o número de mortes sendo

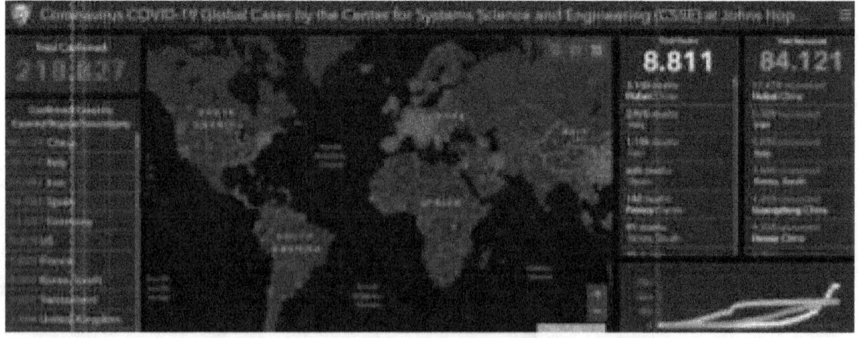

Ilustração 3 Casos de contagiados em 19 de março de 2020

8.811 (ver Ilustração 3).

Si buscarmos no Google (Google Trend, 2020) sobre as tendências de pesquisa da COVID-19, termo designado pela Organização Mundial da Saúde em 11 de fevereiro de 2020 para se referir ao novo coronavírus, que surgiu em uma província da China e cujo primeiro caso de afetado foi relatado em 31 de dezembro de 2019 (OMS, 2020), podemos observar como as buscas com esse termo aumentaram progressivamente em todo o mundo, dobrando entre 11 a 12 de fevereiro; 23 a 24 de fevereiro; e 1º a 2 de março; sendo observada apenas uma redução, entre 28 de fevereiro e 1º de março (ver Ilustração 4).

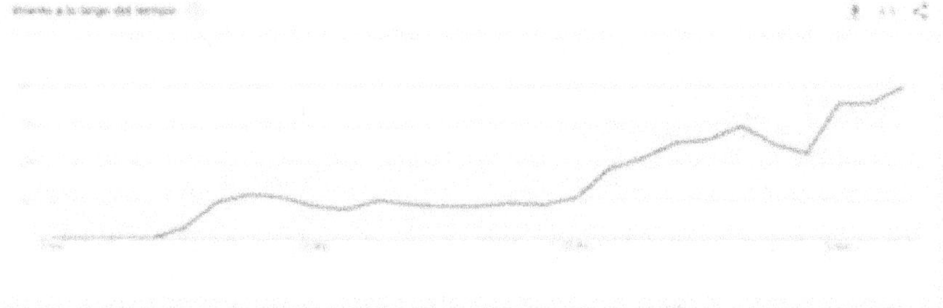

Ilustração 4 Evolução do termo de busca

Quanto ao interesse gerado por países, é possível verificar que o que mais gerou buscas no último mês foi Cingapura, seguido de Islândia, China e Hong Kong; ficando na posição vinte os Estados Unidos, e a Espanha na posição quarenta e oito, entre os sessenta e cinco países que compõem o resultado do Google, sendo a última posição

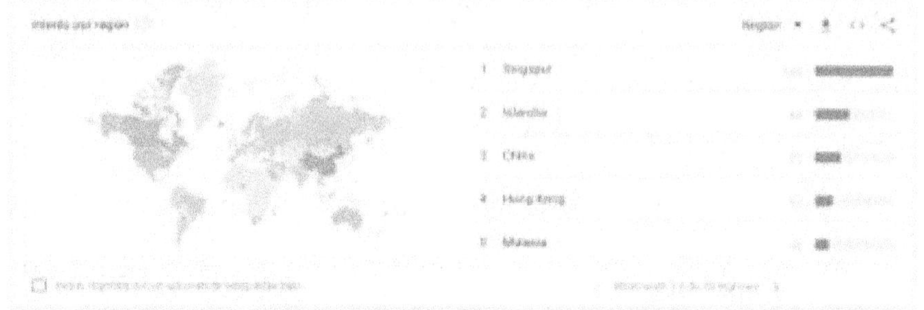

Ilustração 5 Busca por Países

ocupada pela Turquia (ver Ilustração 5).

Como pode ser visto, não há correspondência direta entre os países com o maior número de afetados e a preocupação que isso gerou entre a população refletida nos termos da pesquisa. Isso pode ocorrer devido ao fato de que existem outros fatores a serem considerados, como o alarmismo. gerado em determinadas populações ou que, naquele país, meios diferentes do Google sejam usados para consultar esse tipo de informação. Por exemplo, em alguns países asiáticos, o mecanismo de pesquisa mais usado é o Baidu.

Deve-se notar também que o termo COVID-19 surgiu depois de ter sido chamado de novo coronavírus 2019 (n-CoV), também conhecido como "vírus da China" ou "vírus de Wuhan", que é o nome da província chinesa onde o contágio começou, de forma que alguns usuários continuarão fazendo as buscas com os termos antigos.

Além disso, o termo coronavírus pode ser usado, que é como a família desse vírus é chamada, ou simplesmente vírus; portanto, a visão geral dos dados ficaria incompleta ao coletar apenas o termo COVID-19, o que poderia explicar a diferença mostrada entre a ordem dos países em termos do número de casos de falecidos e a ordem de interesse mostrada nas pesquisas do Google.

Portanto, se realizarmos a busca anterior e incluirmos como os termos COVID, Vírus e Coronavírus, podemos ver que a preocupação com esse tópico começa em 20 de janeiro de 2020 e que o termo COVID ou COVID-19, que é o nome oficial, é pouco utilizado para buscar informações a esse respeito, sendo muito mais usado o termo Vírus e, ainda mais, o termo Coronavírus (ver Ilustração 6).

No gráfico acima, pode-se observar que houve um

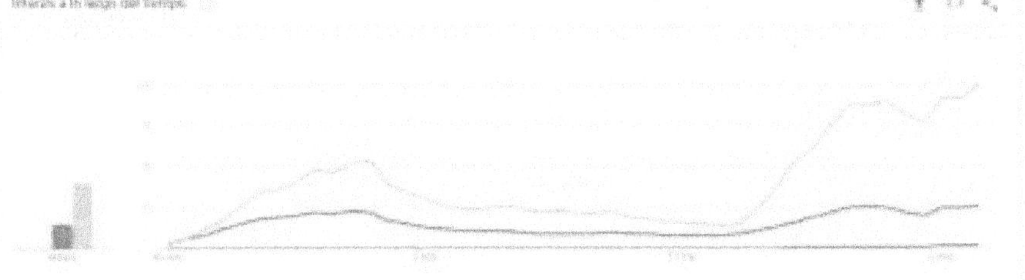

Ilustração 6 Termos no Google relacionados à COVID

momento inicial de interesse nos termos Vírus e Coronavírus entre 20 e 31 de janeiro, perdendo progressivamente o interesse nas buscas até 20 de fevereiro, quando o interesse aumenta exponencialmente para o termo Coronavírus.

Com foco no último termo, o país que mais pesquisou no Google foi a Itália, seguido de Cingapura e Suíça. Espanha ocupa o quinto lugar, e Estados Unidos, o décimo nono, entre os 64 países para os quais existem dados disponíveis (ver Ilustração 7).

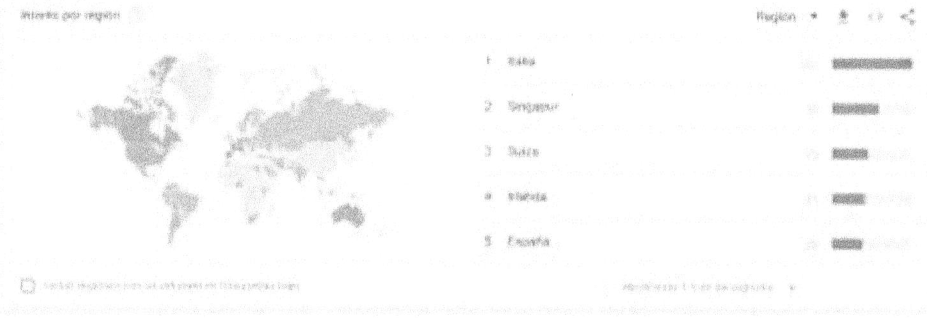

Ilustração 7. Busca de Coronavírus por países

Dados que correspondem ao crescente número de casos de contagiados, com exceção da Irlanda, onde se pode falar de um alarmismo social acima dos dados reais da época.

A denominação da COVID-19

Um dos problemas dos psicólogos sociais é conseguir a fidelidade do cliente a uma marca, sendo essa a que usamos para identificar uma determinada pessoa, produto ou empresa. Normalmente, quando pensamos em uma empresa como Coca-Cola, McDonald ou Ikea, geralmente fazemos isso com relação aos produtos que vendem. Se olhamos para outras marcas, como UPS, Iberia ou Microsoft, fazemos isso com os serviços que oferecem.

Algo que influenciará decisivamente a aquisição do produto ou serviço em questão, não apenas com base em nossos próprios critérios, mas na influência da opinião de outras pessoas e da mídia por meio da publicidade.

Da mesma forma, quando pensamos em Stephen Hawking, Barack Obama ou Rafael Nadal, não pensamos em produtos ou serviços, mas na marca pessoal ou marca pessoal que eles desenvolveram graças às suas carreiras científicas, políticas ou esportivas, ou seja, aspectos emocionais estão associados à marca, que podem ser vinculados a uma pessoa, empresa e até localidade.

E o mesmo acontece quando é preciso denominar os "infortúnios", como acontece quando se trata de designar ciclones tropicais que anualmente castigam grande parte do Caribe e da América do Norte.

Segundo a Organização Mundial de Meteorologia (World Meteorological Organization, 2020), esses nomes seguem listas pré-estabelecidas que se alternam, deixando na memória muitos dos efeitos do furacão Katrina, em 2005, ou do Ike, em 2008.

Então, em princípio, esses nomes não têm relação com a data em que ocorre a violência ou com as áreas mais afetadas. Eles podem ser em inglês ou espanhol (por exemplo, Barry ou Gonzalo, respectivamente), masculinos ou femininos (por exemplo, Lorenzo ou Laura, respectivamente). Mas o nome dos ciclones tropicais tem algum impacto na população?

Foi o que se tentou descobrir com uma pesquisa realizada pelo Departamento de Administração e Empresas, em conjunto com o Departamento de Psicologia, o Instituto de Pesquisa em Comunicações e o Laboratório de Pesquisa da Universidade de Illinois para Pesquisas sobre Mulheres e Gênero, junto do Departamento de Estatística da Arizona State University (EUA) (Jung, Shavitt, Viswanathan, & Hilbe, 2014).

O estudo analisou as consequências climáticas dos furacões nos Estados Unidos durante as últimas seis décadas, diferenciando-os de acordo com os nomes masculino e feminino, descobrindo primeiro que aqueles que tinham nomes femininos foram os que levaram aos maiores efeitos destrutivos e mortes entre a população.

Deve-se lembrar que a lista de nomes é prefixada e que sua atribuição é consecutiva; portanto, a priori, não há relação entre o gênero do nome e sua violência; portanto, a coisa mais surpreendente no estudo é que apresentaram uma lista de nomes de furacões, 5 masculinos e 5 femininos, para 346 participantes, para que pudessem avaliar o uso em uma escala do tipo Likert, de 1 a 7, até que ponto consideraram violentos os furacões da lista.

Os resultados mostram que os furacões com nome masculino tendem a ser classificados como mais destrutivos que os furacões com nome feminino, independentemente do sexo dos participantes.

Isso nos permitiu entender por que, às vezes, quando confrontados com avisos das autoridades, mais ou menos atenção é dada à prevenção, por exemplo, simplesmente porque o nome atribuído é masculino ou feminino.

Por outro lado, na área da saúde, a denominação de doenças geralmente é indicada com siglas relacionadas a alguma característica identificadora do local, sintomas ou consequências.

Assim, dentro da família dos coronavírus, houve vários surtos anteriormente, como SARS-CoV que surgiu na China em 2002, cujas siglas correspondem ao coronavírus da síndrome respiratória aguda grave e que se refere a seus sintomas; MERS-CoV que surgiu na Arábia Saudita em 2012 e cujas iniciais em inglês se referem ao Coronavírus da Síndrome Respiratória do Oriente Médio, em que são descritos os sintomas e a localização; e COVID-19 surgiu em 2019 na China, e a sigla em inglês se referem à Doença de Coronavírus de 2019, sem fazer nenhuma indicação dos sintomas ou da localidade em que ela surgiu.

Precisamos levar em consideração que o termo COVID-19 não foi o primeiro a ser usado para esta doença, mas foi uma mudança introduzida quase dois meses após o surgimento do primeiro caso relatado à OMS, o que levou algumas pessoas a declarar que as motivações para modificá-lo, incorporando um nome "oficial", poderiam ter sido realizadas para evitar as consequências econômicas negativas da associação de um tipo de doença a uma região ou população (@radioyskl, 2020) (ver Ilustração 8).

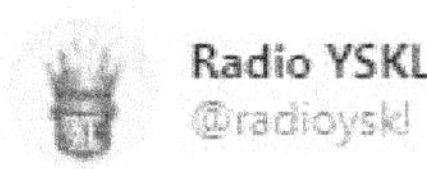

El director de la Organización Mundial de la Salud (OMS), Tedros Adhanom Ghebreyesus, anunció que se cambió el nombre del coronavirus a "COVID-19". Una abreviación de la enfermedad que causó la muerte de más de 1.000 personas.
La primera vacuna "podría estar lista en 18 meses".

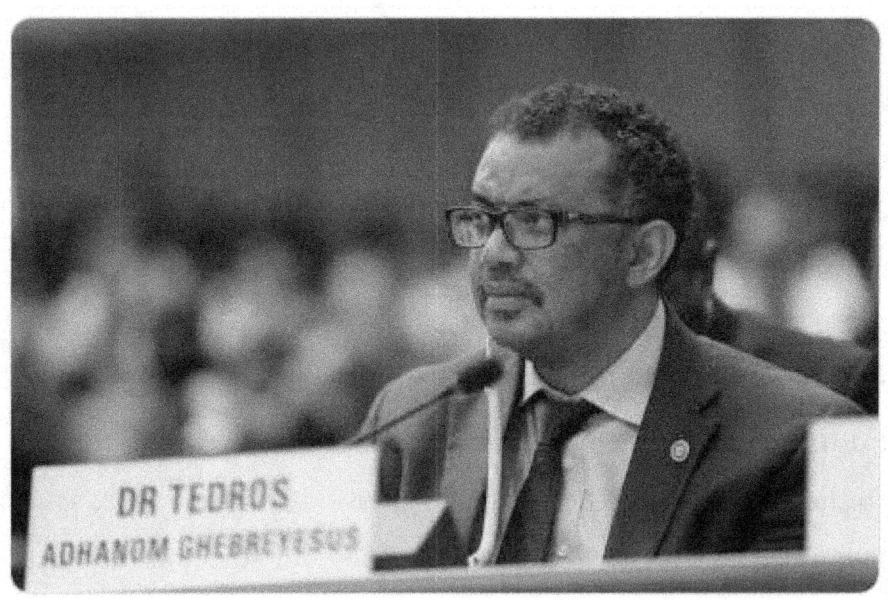

7:22 p. m. · 11 feb. 2020 · Twitter Web App

Ilustração 8. Tweet Denominação da COVID-19

Dessa forma, o objetivo seria eliminar os nomes de "vírus da China" ou "vírus de Wuhan", termos que apontam diretamente para o foco da origem da infecção.

Uma diferenciação denunciada por alguns profissionais de saúde em relação à China, por não terem tido a mesma consideração com outras populações, como no caso do Coronavírus da Síndrome Respiratória do Oriente Médio.

Como foi mostrado na seção anterior, apesar do nome oficial COVID-19 ter sido dado, a população continuou usando os nomes Vírus e, principalmente, Coronavírus, para se informar sobre sintomas, medidas de prevenção ou extensão da doença, e, embora ainda seja cedo para entender a razão pela qual o nome oficial "falhou", deve-se considerar que, para criar uma nova marca e fazer com que ela tenha adesão, é preciso atender a uma série de variáveis, como foi analisado pela Taylor University (Malásia) (Poon, 2016) em uma pesquisa em que se tentou conhecer as motivações para o sucesso de certas marcas em comparação com as demais. Para isso, foi selecionada uma lista de cinquenta produtos de uso diário mais vendidos das duas principais empresas comercializadoras para verificar os efeitos da marca.

Após analisar as mensagens, panfletos e publicidade divulgados sobre essas duas marcas pela mídia e pelas redes, identificou-se, aplicando análise textual e o método interpretativo, que essas marcas se apoiavam em dois pilares para manter a fidelização dos clientes.

O primeiro deles é a capacidade de gerar emoções positivas; e o segundo, a estética da honestidade, ou seja, parece que o produto realmente serve para o que é indicado, mantendo os padrões de qualidade da publicidade.

A este respeito, indica que a OMS e a UNICEF são as agências internacionais mais bem avaliadas em todo o mundo, de acordo com uma pesquisa da WIN/Gallup International. (ONU, 2014), que indicou que 72% dos entrevistados tinham uma boa opinião sobre esses organismos.

Portanto, seria esperado que os cidadãos usassem esse termo de pesquisa, embora seja preciso observar que o anúncio de seu nome ocorreu em 11 de fevereiro (ver Ilustração 8), enquanto as preocupações mundiais começaram quase um mês antes, em 20 de janeiro, o que deu origem a uma certa tendência de pesquisa entre usuários, que continuam a usar os termos Vírus ou Coronavírus (@CSIC, 2020) (ver Ilustração 9).

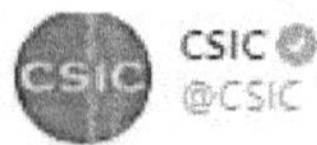

El nuevo #coronavirus se llama SARS-CoV-2 y la enfermedad que causa es la COVID-19 (Coronavirus Disease 2019).

En la imagen, virus de la familia Coronaviridae, a la que pertenece el nuevo coronavirus. (Foto tomada por el virólogo Luis Enjuanes (@CNB_CSIC)

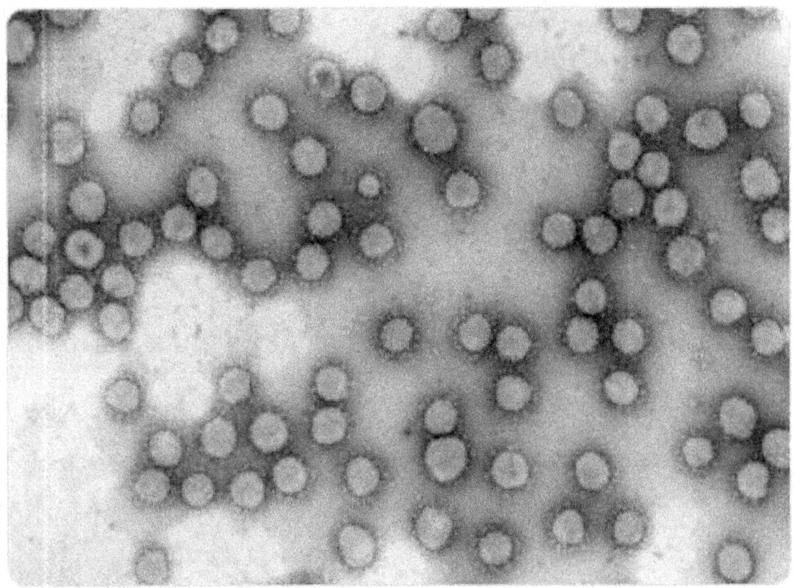

Ilustração 9. Tweet Imagem da COVID-19

A adoção de medidas de saúde

Um dos fenômenos mais difíceis para os cidadãos é a adoção de hábitos saudáveis, que requerem algum tempo para entender, compreender e incorporar.

Ao contrário de outros fenômenos, como modismos capazes de mobilizar a população, quando se trata de saúde, as autoridades por vezes têm sucesso relativo nas campanhas de conscientização, de modo que essas campanhas orientadas a recomendar que costumes ou hábitos saudáveis sejam adotados frequentemente são acompanhadas de proibições e até de sanções para aqueles que não cumprem os requisitos estipulados.

Apesar disso, a população tem dificuldade em enxergar os "benefícios" no curto prazo e, com isso, seu "interesse" e motivação para a adoção de novos hábitos são reduzidos e até desprezados, descumprindo as recomendações das autoridades.

Embora a saúde seja um aspecto que preocupa a sociedade, no que se refere à prevenção, ela nem sempre é entendida e aceita da mesma maneira, principalmente quando se trata de adotar alguns comportamentos que vão contra o "costume" (@MinInteriorAR, 2020) (ver Ilustração 10).

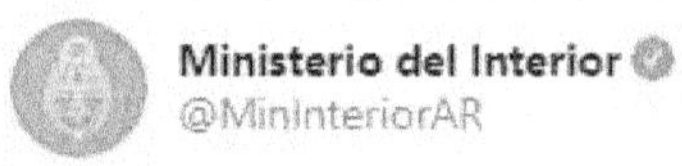
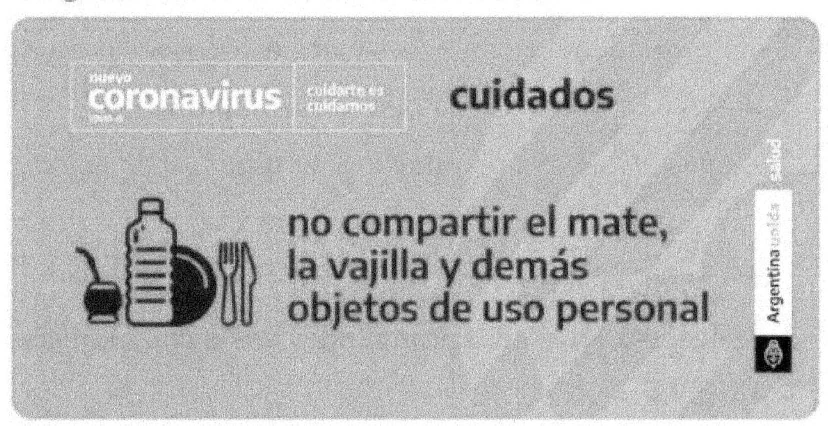

Ilustração 10 Tweet Proibição de Hábitos

No caso da COVID-19, foi solicitado à população que "abandonasse" alguns costumes e adotasse novos, um aspecto que, contrariando a tendência da "rotina", levou muitas pessoas, em um primeiro momento, a achar difícil adotar essas medidas recomendadas.

Isso porque, às vezes, apesar das indicações médicas, a população não entende os riscos para a saúde de certos comportamentos, aspecto já observado anteriormente, de forma que uma das atividades de beleza que mais aumentou nos últimos anos, em alguns países é o bronzeamento artificial com raios UVA.

Em alguns lugares, estar bronzeado é um sinal de status social ou de lazer, portanto, alguém pode chegar de suas férias moreno, depois de passar alguns dias na praia, enquanto o restante do escritório mantém sua cor natural, por não ter tido tanta sorte.

E, ao contrário, em outros locais, estar moreno é um sinal de não gozar de um alto status social, pois o sol queima a pele dos trabalhadores rurais, dando-lhes essa cor característica, enquanto outros trabalhos menos pesados não deixam essa "pegada" no corpo, tornando-se, assim, um sinal de diferenciação do status econômico do consumidor, entre aqueles que podem "pagar" e aqueles que não podem.

Na sociedade ocidental de hoje, a primeira abordagem

predomina, ou seja, as pessoas se sentem bem exibindo um bronzeado, algo que requer tempo e, em alguns casos, dinheiro.

Para solucionar essa demanda, surgiram uma série de estabelecimentos equipados com lâmpadas de raios UVA que produzem o mesmo efeito na pele, após uma ou mais sessões de exposição.

Ou seja, por meio desse sistema de raios UVA, a mesma aparência morena é alcançada, como se tivesse saído de férias e desfrutado de momentos relaxantes na praia, ao sol.

Assim, socialmente, é possível obter os "benefícios" de ser considerado de um status econômico mais alto simplesmente passando alguns minutos dentro desses dispositivos.

Apesar da popularização desse sistema, pesquisas médicas vêm se acumulando nos últimos anos e encontraram associações entre o uso excessivo de raios UVA e o aparecimento de câncer de pele, ou seja, uso frequente e, principalmente, o abuso por parte dos usuários desse tempo de bronzeamento pode causar doenças de pele, de forma que, assim, coloca-se voluntariamente a saúde em risco (@adgs125, 2019) (ver Ilustração 11).

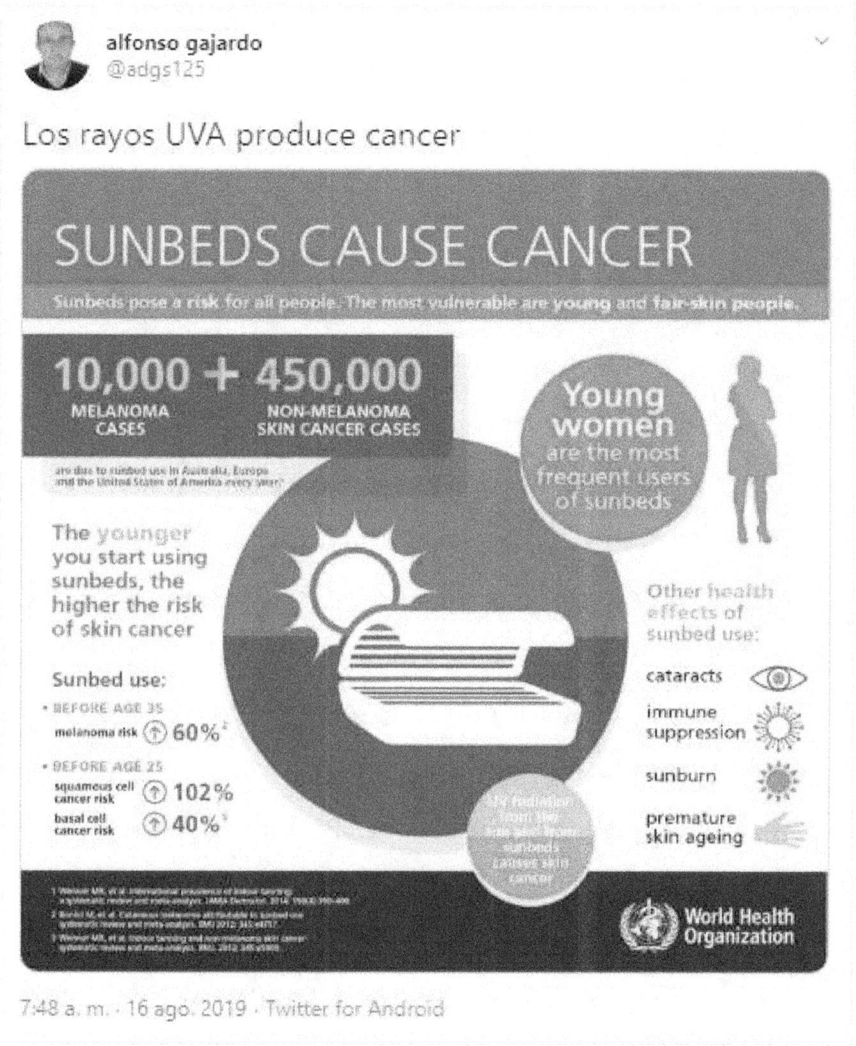

Ilustração 11 Tweet Relação Raios UVA e Câncer

Nesse sentido, e para verificar os riscos psicológicos do uso dos raios UVA, foi realizada uma pesquisa pelo

Departamento de Dermatologia da Faculdade de Medicina Warren Alpert; o Departamento de Epidemiologia da Faculdade de Saúde Pública; o Centro Médico de Providence VA; e o Departamento de Psiquiatria e Comportamento Humano da Faculdade de Medicina Warren Alpert, da Brown University; a Divisão de Medicina de Rede, do Departamento de Medicina, do Hospital Brighamand; do Departamento de Nutrição e do Departamento de Epidemiologia da Escola de Saúde Pública de Harvard; a Divisão de Medicina do Adolescente do Hospital Infantil de Boston; o Departamento de Dermatologia do Hospital de Rhode Island (EUA); e o Departamento de Ciências da Saúde Ocupacional e Ambiental da Faculdade de Saúde Pública da Universidade de Pequim (China) (Li et al., 2017).

Participaram do estudo 67.910 mulheres entre 25 e 35 anos, que responderam sobre a frequência de uso de salas de UVA. Para saber se havia relação entre o uso de raios UVA e outras psicopatologias, foi utilizada a Escala de Dependência Alimentar de Yale (Flint et al., 2014), detectar a presença de sintomas associados a distúrbios alimentares; Da mesma forma, a presença ou ausência de depressão na história clínica dos participantes foi levada em consideração.

Os resultados mostram uma relação significativa entre

a presença de depressão e um maior uso dos raios UVA, além de mostrar uma relação significativa entre o abuso dos raios UVA e a presença de sintomas associados a Distúrbios Alimentares, principalmente à Anorexia.

Como qualquer outra atividade, o uso desse tipo de serviço pode ser considerado normal, exceto em casos em que ocorre "perda de controle" e ele se torna um vício, ou seja, é feito por si mesmo, e não pelos benefícios que pode trazer, passando de um meio a um fim em si mesmo. A isso, chamamos dependência comportamental ao bronzeamento ou Tanorexia.

Nesse caso, a sintomatologia depressiva parece desempenhar um papel fundamental na formação ou na manutenção desse vício em raios UVA, como se a pessoa estivesse tentando "compensar" seu estado de humor ao oferecer uma imagem "melhor" de si para os outros.

Pesquisas anteriores haviam relatado relações significativas entre transtornos alimentares e sintomas depressivos, mas, neste caso, essa relação é mediada por um vício comportamental, o abuso de raios UVA.

De acordo com as conclusões do estudo, devemos, portanto, ter cuidado com pessoas que abusam dos raios UVA, porque elas podem apresentar uma sintomatologia depressiva e sofrer de anorexia.

Apesar desses resultados e dos problemas de saúde

acima mencionados, associados ao câncer de pele, é difícil para os cidadãos abandonar esses tipos de costumes, uma vez que fornecem benefícios a curto prazo, como a cor do bronzeamento, o que os fazem subestimar os danos a longo prazo em termos de saúde.

Uma atitude que também é vista em outros hábitos pouco saudáveis ou que envolvem danos a longo prazo, em que o consumidor "assume" o risco focado no lucro a curto prazo, apesar das advertências das autoridades. Assim, há alguns anos, governos de metade do mundo estão se esforçando para interromper o uso do tabaco. Além disso, as autoridades tiveram de "lutar" contra os hábitos mostrados no cinema e nos meios de comunicação, o que o tornou um hábito socialmente aceito nas últimas décadas, apesar de seus efeitos nocivos à saúde de quem consome e das pessoas ao redor, conhecidas como fumantes passivas (@CNPT_E, 2017) (ver Ilustração 12).

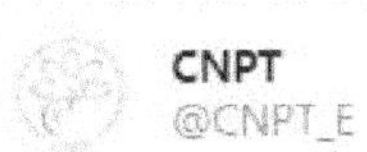

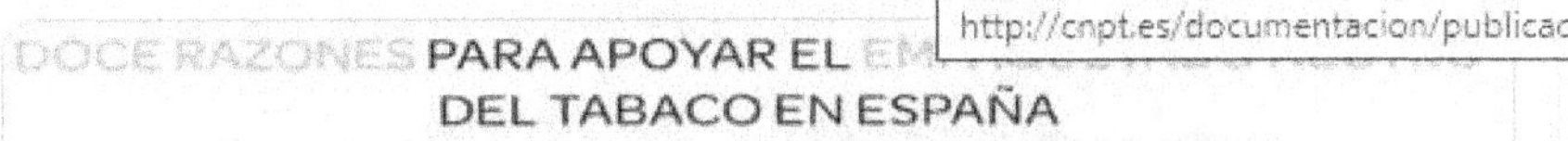

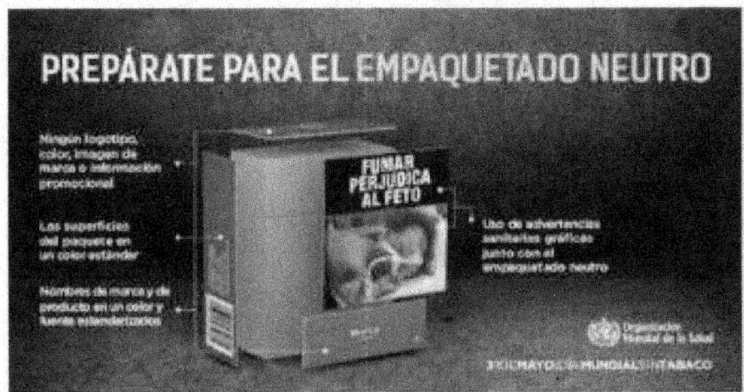

Ilustração 12 Tweet Proibição da Publicidade de Tabaco

Embora as medidas adotadas tenham sido bastante dissuasivas, colocando todos os tipos de obstáculos ao consumo, sem proibi-lo, limitando-o a determinadas áreas especialmente projetadas, aumentando o preço das embalagens ou incluindo imagens de seus efeitos negativos à saúde.

Apesar do exposto, alguns governos planejaram dar um passo adiante e empregar os mesmos mecanismos que durante anos serviram para espalhar e incentivar o uso do tabaco, a publicidade na televisão. Mas os anúncios antitabaco são eficazes?

Foi o que se tentou descobrir com uma pesquisa realizada pelo Departamento de Educação da Universidade Nacional de Seul e pelo Departamento de TESOL, da Universidade de Estudos Estrangeiros de Hankuk (Coréia do Sul); junto da Faculdade de Enfermagem e Inovação em Saúde da Arizona State University; e o Departamento de Psicologia da Universidade Jesuíta de Wheeling (EUA) (Wilson et al., 2017).

Participaram do estudo 58 estudantes universitários, que foram divididos em dois grupos: o primeiro assistia a dois anúncios antitabagismo focados nas emoções; enquanto o outro grupo assistia a dois anúncios antitabagistas com informações lógicas, sem abordar o aspecto emocional.

Todos os participantes passaram, antes e depois da visualização, por três testes: um relacionado a processos de mudança, outro sobre sintomas depressivos e o terceiro sobre autoestima.

Os resultados não indicaram diferenças significativas antes e após a visualização dos anúncios, nem para o emocional nem para o lógico, em nenhuma das variáveis avaliadas, ou seja, os alunos parecem não responder às informações oferecidas sobre os danos do uso do tabaco.

Entre as limitações do estudo, está a seleção da população. É verdade que essa publicidade visa impedir que jovens iniciem o uso, mas a idade inicial em muitos países é de cerca de 14 anos, então, seria necessário que essa fosse a idade dos participantes selecionados, e não universitários.

Apesar do exposto, deve-se ter em mente que o efeito da publicidade se baseia principalmente na repetição da emissão dos anúncios, até que sejam apreendidos, de forma que assistir a eles apenas uma vez poderia explicar o efeito insuficiente nos comportamentos em relação ao tabaco, à autoestima ou a sintomas depressivos.

No caso específico da COVID-19, para surpresa de alguns usuários, foi adotada uma medida sem precedentes, em que a publicidade de jogos foi proibida.

A ideia é que, como os cidadãos passam muito tempo

confinados em sua casa, os jogos de computador podem "prender" esses usuários, o que pode levá-los não apenas ao vício, mas também à ruína econômica, no caso de jogos de azar com aporte monetário.

Embora essa medida possa não parecer uma prioridade para a população, considerando que existem outras preocupações em tempos de crise de saúde, o governo realizou essa prevenção para impedir o aumento de casos de dependência de jogos, mas, principalmente, para evitar as consequências econômicas negativas que isso pode ter, não apenas em termos de humor, o que pode levar a Depressão Maior, mas também porque essa ruína pode levar ao suicídio.

É grande a importância de evitar vícios comportamentais, principalmente nos estágios iniciais, pois depois é difícil se desvencilhar, ou seja, após o confinamento, o novo dependente continuará jogando. Daí a importância de adotar essa medida para a prevenção de aspectos negativos sobre a saúde física e mental desses jogadores em potencial (@consumogob, 2020) (ver Ilustração 13).

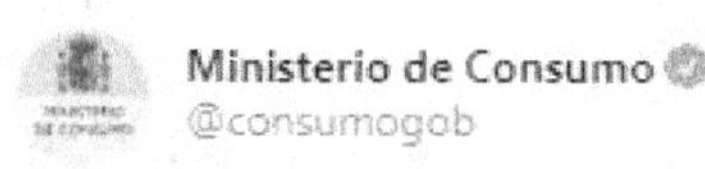

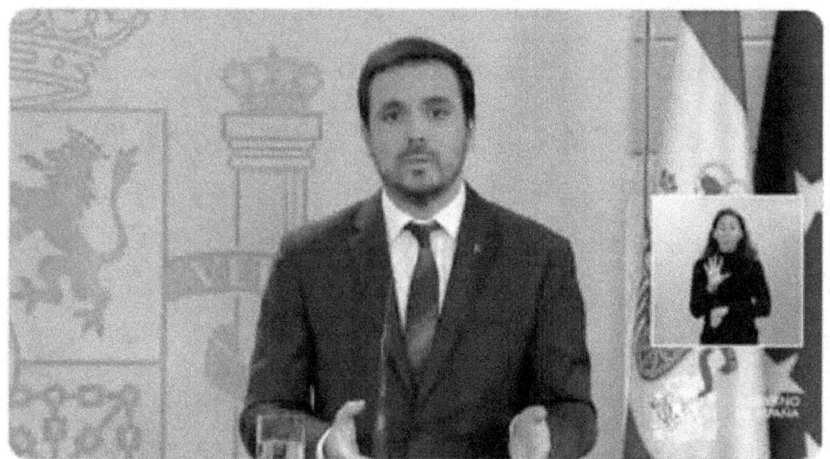

Ilustração 13 Tweet de Proibição de Publicidade de Jogo

Apesar de podermos pensar que esses tipos de medida podem ser "exagerados" ou desnecessários, a realidade é que nosso comportamento econômico é governado por uma infinidade de variáveis internas e externas; portanto, quando pensamos em comprar, geralmente fazemos isso considerando o preço das coisas, mas até que ponto estamos dispostos a gastar para comprar alguma coisa?

A Psicologia do Consumidor é responsável por tratar desta e de outras questões semelhantes, um ramo de estudo que analisa o comportamento da pessoa antes de uma tarefa de decisão econômica mais ou menos complexa.

O protótipo dessas investigações são jogos de azar, ou seja, uma situação em que dinheiro pode ser ganhado ou perdido com base nas probabilidades que o pesquisador manipula.

Assim, sabe-se que existem pessoas mais conservadoras em seus julgamentos de valor, enquanto outras assumem mais riscos; da mesma forma, verificou-se como essas variáveis pessoais são modificadas quando uma pessoa é submetida ao consumo temporário ou continuado de certas substâncias viciantes.

Com as bases desse tipo de pesquisa, outras variáveis que podem estar envolvidas na suposição de um custo econômico maior ou menor, como a obesidade, são analisadas. Mas existem diferenças no que estamos dispostos a pagar, em função de a pessoa ter ou não sobrepeso?

Foi o que se tentou descobrir em uma pesquisa realizada pela Unidade de Economia Agroalimentar, Centro de Pesquisa e Tecnologia Agroalimentar de Aragão, do Instituto Agroalimentar de Aragão, Universidade de Zaragoza (Espanha), junto da área de Economia, Agricultura e Alimentação da Michigan State University (EUA) (de-Magistris, López-Galán, & Caputo, 2016).

Participaram do estudo 309 adultos, divididos em quatro grupos, de acordo se tinha ou não sobrepeso, considerado a partir de um índice de massa corporal superior a 30 quilos entre a altura ao quadrado; e se aceitavam ou não sua própria imagem no espelho, o que foi usado o questionário padronizado da Body Image State Scale (Cash, Fleming, Alindogan, Steadman, & Whitehead, 2002). Então, quatro grupos foram formados: sem sobrepeso com a aceitação de sua imagem; sem sobrepeso sem aceitar sua imagem; sobrepeso com aceitação de sua imagem e sobrepeso sem aceitação de sua imagem.

O estudo consistia em que os participantes passassem diante de algumas batatas normais ou light. Então, tinham de indicar em que medida estavam dispostos a pagar para adquiri-las, entre quatro valores pré-estabelecidos.

Os resultados mostram que os obesos com uma imagem

ruim de si mesmos são aqueles que estão dispostos a pagar o preço máximo por um saco de batatas light, indicando que, quando estamos dispostos a pagar por algo, isso não depende apenas do preço, pois pode ser entendido pela lei da oferta e da demanda, mas é preciso levar em conta outras variáveis, como fisiológicas (obesidade) e psicológicas (imagem pessoal). Portanto, e com base nesses resultados, o dinheiro que um jogador pode investir em períodos de quarentena não será governado pela lógica ou pela razão, com base em suas receitas e despesas, mas pode levar a um comportamento exorbitante de gastos, sem levar em conta as consequências futuras, o que pode levar à ruína econômica. É por isso que essa medida foi tão bem recebida entre as associações contra o jogo, e, embora uma medida adotada por meio de uma proibição possa parecer não ser a melhor maneira de "educar" a população, a experiência com outros tipos de intervenção no campo da saúde tem mostrado que as mudanças às vezes são muito lentas, apesar dos grandes esforços investidos. Assim, atualmente, por exemplo, ainda há muito a ser feito para erradicar o problema da obesidade no mundo (@ONU_es, 2019) (ver Ilustração 14).

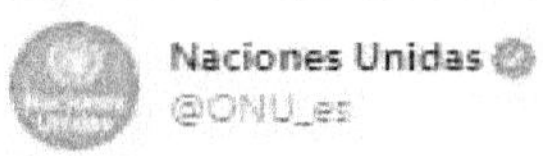

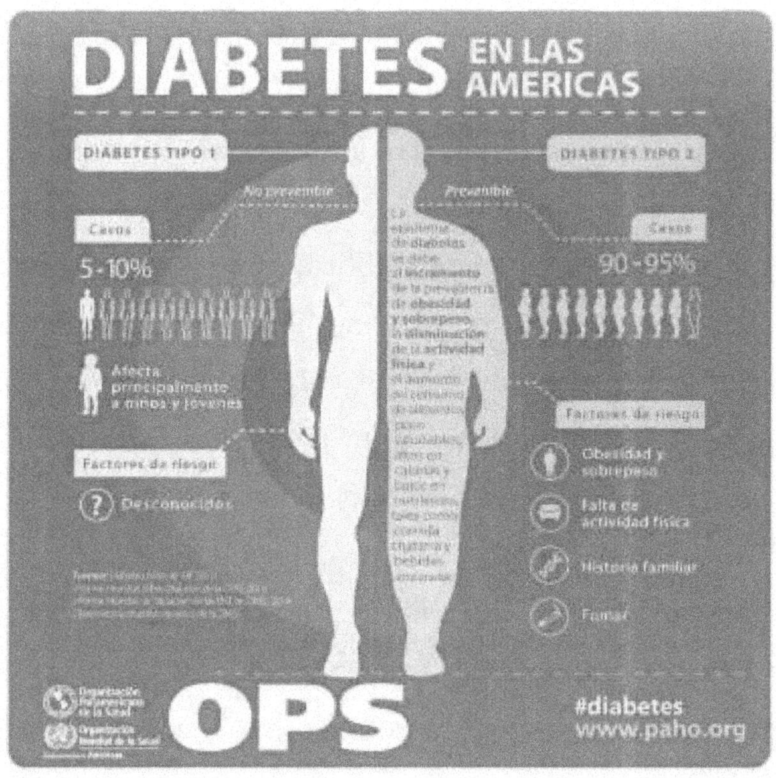

Ilustração 14 Tweet de Consequências da Obesidade

Esse é um problema de saúde pública que afeta cada

vez mais países, sejam eles de "primeiro mundo" ou países em desenvolvimento.

Algo que invalidou as teorias explicativas sobre a superabundância e a facilidade de acesso aos alimentos como motivações para a obesidade, que aparece cada vez mais nas idades mais jovens.

Atualmente, teorias sociais estão sendo consideradas para explicar como populações com recursos alimentares limitados, como países em desenvolvimento, sofrem índices semelhantes de obesidade entre adultos e crianças.

Embora seus efeitos não sejam tão evidentes quanto outros problemas de saúde pública, como tabagismo ou alcoolismo, trazem inúmeras consequências, principalmente na qualidade de vida do paciente, que é gradualmente limitado em sua atividade física, à medida em que a gordura se acumula no seu corpo.

Para combater esse problema, foram feitos esforços para "educar" desde a infância, para que as crianças aprendam a ter uma alimentação saudável. De maneira complementar, também durante o ensino médio e o universitário, muitos centros oferecem treinamento específico sobre boa alimentação, destacando os distúrbios associados que podem ocorrer, como anorexia ou obesidade, entre outros. Mas os programas de saúde associados à obesidade devem ser modificados?

Isso foi o que tentou descobrir a Universidade de Calgary, junto dos Serviços de Saúde da Universidade de Alberta (Canadá) (Russell-Mayhew et al., 2016).

O estudo analisou 67 programas de conscientização sobre problemas alimentares ministrados no ensino médio e no superior, distribuídos por todo o país. O conteúdo de cada um desses cursos foi analisado para verificar a forma como o problema específico da obesidade era tratado.

Os resultados mostram uma total falta de coordenação entre eles, em relação ao assunto e à maneira de abordá-lo. Apenas 30% consideravam a obesidade um problema de saúde pública.

Sendo 85% deles orientados a assuntos de doenças no âmbito de seu desempenho no trabalho; enquanto apenas 15% dos programas incluíam informações sobre promoção da saúde por meio de nutrição e exercícios adequados, e poucos programas destacavam os problemas sociais e de discriminação sofridos por esses tipos de paciente com obesidade.

É preciso levar em consideração que a conscientização da população é o primeiro passo para alcançar algum tipo de mudança social. No entanto, se os programas que deveriam visar a esse trabalho são insuficientes, é difícil melhorar a situação do problema de obesidade, e o mesmo acontece quando você deseja alterar hábitos comportamentais ou evitar futuros vícios, em que é importante fornecer informações claras e precisas, com ênfase especial nos aspectos psicológicos que serão mediados, para que a pessoa entenda que aquilo é dito para seu bem sua saúde futura.

Lista de Ilustrações

Tweets referenciados

@adgs125. (2019). Alfonso Gajardo no Twitter: "Os raios UVA causam câncer https://t.co/iI5wbJdMCn" / Twitter. Acessado em 4 de abril de 2020 em https://twitter.com/adgs125/status/1162239591237079041

@CNPT_E. (2017). CNPT no Twitter: "O #EmpaquetadoNeutro elimina a publicidade de tabaco e ajudaria a reduzir a prevalência do tabagismo na Espanha https://t.co/F3gWsuRIgW https://t.co/CDGucMDvx3" / Twitter. Acessado em 4 de abril de 2020 em https://twitter.com/CNPT_E/status/885086317775925251

@consumogob. (2020). Ministério do Consumo no Twitter: "O ministro do Consumo, @agarzon: "Em termos de jogos de azar, detectamos que havia um consumo crescente de jogos de azar on-line. É por isso que proibimos a publicidade do jogo em qualquer meio publicitário, con. Acessado em 4 de abril de 2020 em https://twitter.com/consumogob/status/1245327935768313857

@CSIC. (2020). CSIC no Twitter: "O novo #coronavírus se chama SARS-CoV-2 e a doença que ele causa é a COVID-19 (Coronavirus Disease 2019). Na imagem, vírus da família Coronaviridae, à qual o novo coronavírus pertence. (Foto feita pelo virologista Luis En. Acessado em 4 de abril de 2020 em https://twitter.com/CSIC/status/1236045267947970561

@MinInteriorAR. (2020). Ministério do Interior no Twitter: "Cuide da sua saúde e da sua família. Lembre-se sempre de não compartilhar vasilhas, pratos e outros objetos de uso pessoal. Saiba mais em https://t.co/EA3CGrbV1U #ArgentinaUnida #CuidarteEsCuidarnos https://t.co/9OefkoFYX7" /. Acessado em 4 de abril de 2020 em https://twitter.com/MinInteriorAR/status/12438704524574 26946

@NTN24ve. (2018). NTN24 Venezuela no Twitter: "Venezuela entra na lista de países com crise humanitária liderada pela África https://t.co/yb0jKBntG6 https://t.co/mExcSuh9W9" / Twitter. Acessado em 4 de abril de 2020 em https://twitter.com/NTN24ve/status/100558155571923763

@ONU_es. (2019). Nações Unidas no Twitter: "A obesidade é um dos principais gatilhos da diabetes. Os Estados Unidos têm duas vezes mais pessoas acima do peso do que a média mundial. Saiba mais sobre fatores de risco neste #DiaMundialDaDiabetes : http. Acessado em 4 de abril de 2020 em https://twitter.com/ONU_es/status/1194918142167932928

@radioyskl. (2020). Rádio YSKL no Twitter: "O diretor da Organização Mundial da Saúde (OMS), Tedros Adhanom Ghebreyesus, anunciou que o nome do coronavírus foi alterado para "COVID-19". Abreviação da doença que matou mais de 1.000 pessoas. A p. Acessado em 4 de abril de 2020 em https://twitter.com/radioyskl/status/1227296755986903040

Referências

Cash, T. F., Fleming, E. C., Alindogan, J., Steadman, L., & Whitehead, A. (2002). Beyond body image as a trait: The development and validation of the body image states scale. *Eating Disorders*, *10*(2), 103–113. https://doi.org/10.1080/10640260290081678

de-Magistris, T., López-Galán, B., & Caputo, V. (2016). The impact of body image on the WTP values for reduced-fat and low-salt content potato chips among obese and non-obese consumers. *Nutrients*, *8*(12). https://doi.org/10.3390/nu8120830

Flint, A. J., Gearhardt, A. N., Corbin, W. R., Brownell, K. D., Field, A. E., & Rimm, E. B. (2014). Food-addiction scale measurement in 2 cohorts of middle-aged and older women. *American Journal of Clinical Nutrition*, *99*(3), 578–586. https://doi.org/10.3945/ajcn.113.068965

Google Trend. (2020). COVID-19 - Explorar - Google Trends. Acessado em 7 de março de 2020, em https://trends.google.es/trends/explore?date=today 1-m&geo=ES&q=COVID-19

Johns Hopkins CSSE. (2020). Coronavirus COVID-19 (2019-nCoV). Acessado em 7 de março de 2020, em https://www.arcgis.com/apps/opsdashboard/index.html#/bd a7594740fd40299423467b48e9ecf6

Jung, K., Shavitt, S., Viswanathan, M., & Hilbe, J. M. (2014). Female hurricanes are deadlier than male hurricanes. *Proceedings of the National Academy of Sciences of the United States of America*, *111*(24), 8782–8787. https://doi.org/10.1073/pnas.1402786111

Li, W. Q., McGeary, J. E., Cho, E., Flint, A., Wu, S., Ascherio, A.,

... Qureshi, A. A. (2017). Indoor tanning bed use and risk of food addiction based on the modified Yale Food Addiction Scale. *Journal of Biomedical Research*, *31*(1), 31–39. https://doi.org/10.7555/JBR.31.20160098

OMS (2020). Coronavirus (COVID-19) events as they happen. Acessado em 7 de março de 2020, em https://www.who.int/emergencies/diseases/novel-coronavirus-2019/events-as-they-happen

ONU (2014). La OMS y UNICEF son las agencias más respetadas en el mundo. Acessado em 20 de março de 2020, em Noticias ONU website: https://news.un.org/es/story/2014/05/1301751

Poon, S. T. F. (2016). Identifying and Comparing Mystery and Honesty as Emotional Branding Values in Brand Personality Design. *International Journal Of Recent Scientific Research*, 7(3), 9241–9248.

Russell-Mayhew, S., Nutter, S., Alberga, A., Jelinski, S., Ball, G. D. C., Edwards, A., ... Forhan, M. (2016). Environmental Scan of Weight Bias Exposure in Primary Health Care Training Programs. *The Canadian Journal for the Scholarship of Teaching and Learning*, 7(2). https://doi.org/10.5206/cjsotl-rcacea.2016.2.5

Wilson, A., Kim, W., Raudenbush, B., Kreps, G., Kim, M., & Wilson, A. L. (2017). The Effects Of Emotional Vs. Logical Anti-Smoking Advertisements On Smoking Discouragement, Depression And Self-Esteem. *Asian Journal of Educational Research*, 5(2). Disponível em www.multidisciplinaryjournals.com

World Meteorological Organization. (2020). Tropical Cyclone Naming. Acessado em 7 de março de 2020, em https://public.wmo.int/en/About-us/FAQs/faqs-tropicalcyclones/tropical-cyclone-naming

Capítulo 2. Reações ao COVID-19

Uma das maiores dificuldades que as autoridades enfrentam é como administrar a população para que cumpra as recomendações e indicações destinadas a superar um problema de saúde com o menor número de infectados e mortos.

Indique que existem países que historicamente foram mais castigados do que outros em relação a problemas de saúde pública; assim, em países asiáticos e africanos, surgiram surtos de maior ou menor gravidade em várias ocasiões, daí que, nesses países, a população está mais consciente da importância de cumprir as medidas estabelecidas pelo governo e, portanto, está melhor preparada para enfrentar a doença em comparação com os países que não têm uma emergência de saúde há muito tempo. Em relação às medidas recomendadas pela OMS para lidar com a disseminação da COVID-19, uma série de sugestões foi divulgada pelos governos a seus cidadãos como medidas para impedir a disseminação do vírus e, assim, tentar controlar o número de pessoas afetadas (@minsalud, 2020) (ver Ilustração 15).

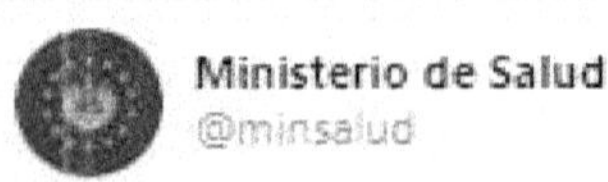

Ministerio de Salud
@minsalud

El país se mantiene a cero casos sospechosos y cero casos confirmados de coronavirus (COVID-19).

Unámonos a la prevención de esta enfermedad siguiendo estas recomendaciones:

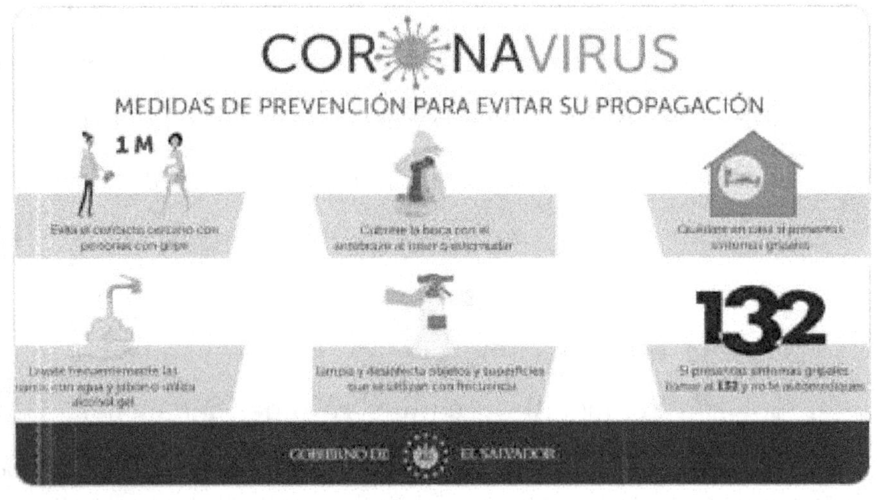

4:32 a. m. · 1 mar. 2020 · Twitter Web App

Ilustração 15 Medidas contra a COVID-19

Embora essas medidas sejam apresentadas como básicas e essenciais, elas não levam em conta um fenômeno descrito na literatura como o efeito IKEA, no qual o consumidor se sente melhor e mais realizado se fizer ações de nível médio de dificuldade com o que adquire, como é o caso da montagem de um guarda-roupa pré-fabricado seguindo as instruções.

Fenômeno descoberto por uma pesquisa conjunta entre a Harvard Business School, a Yale University e a Duke University (Norton, Mochon, & Ariely, 2012) quando tentavam analisar por que empresas como a IKEA tiveram tanto sucesso nos últimos anos.

Para isso, após verificar muitas variáveis, os pesquisadores perceberam que o envolvimento do cliente nas tarefas de "construção", através da montagem de elementos de acordo com um esquema a seguir, parece criar um certo grau de satisfação pessoal por ter concluído uma atividade criativa.

Para comprovar isso, eles usaram várias tarefas com a participação de voluntários, que foram solicitados a avaliar financeiramente o produto final para cada uma das tarefas, fossem elas mais próximas da atividade "natural" de um produto da IKEA, como montar uma caixa, ou outras como fazer uma figura de papel usando a técnica do Origami.

Os resultados mostram que os "construtores"

valorizavam mais seu trabalho, desde que pudessem concluir, mesmo comparados aos realizados por especialistas, que, apesar de terem uma aparência melhor, não produziam o mesmo nível de satisfação.

Assim, comprovou-se que o envolvimento com o que é feito aumenta o valor subjetivo do que é construído com nossas próprias mãos, mesmo que não seja bem montado, em comparação com o que podemos comprar já montado.

Este efeito, batizado de efeito IKEA pela marca que popularizou o "faça você mesmo", já foi observado com outras marcas e empresas que oferecem essa experiência criativa de participação na construção do produto final.

Em outras palavras, e com base nesses resultados, na medida em que a população adota ações para impedir a disseminação do COVID-19 e isso implica um nível médio de dificuldade, os cidadãos se ficarão mais satisfeitos ao sentir que estão efetivamente contribuindo para a interrupção do avanço da doença. Por outro lado, se apenas for solicitado à população que realize ações de baixa dificuldade, como lavar as mãos ou manter distância, isso provocará um certo sentimento de falta de envolvimento com as referidas medidas de saúde, uma vez que provoca a sensação de que "tudo está nas mãos do governo", o que pode causar não apenas insatisfação com a situação, mas também falta de adesão às medidas.

Aspectos psicológicos que, devido à ignorância ou falta de previsão por parte das autoridades, podem estar por trás do fato de que a efetividade de campanhas voltadas à adoção de comportamentos em saúde é limitada em muitos casos.

Assim, ao adotar medidas de contenção que não envolvam nenhuma atividade "especial", isso pode levar a um certo sentimento de decepção, pensando que nada está sendo feito enquanto outros profissionais, principalmente os de saúde e das forças de segurança, estão trabalhando às vezes além de suas possibilidades contra essa pandemia.

De forma que, quando surgiram iniciativas específicas para contribuir desde casa, por exemplo, entre os usuários de impressoras 3D para a impressão de equipamentos para hospitais, ou mesmo no caso da produção de máscaras, os cidadãos se voltaram para esses trabalhos, com a sensação de que agora estão realmente fazendo algo para combater os efeitos negativos da COVID-19 (@Newtral, 2020) (ver Ilustração 16).

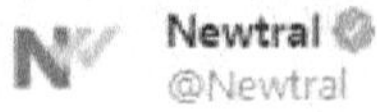

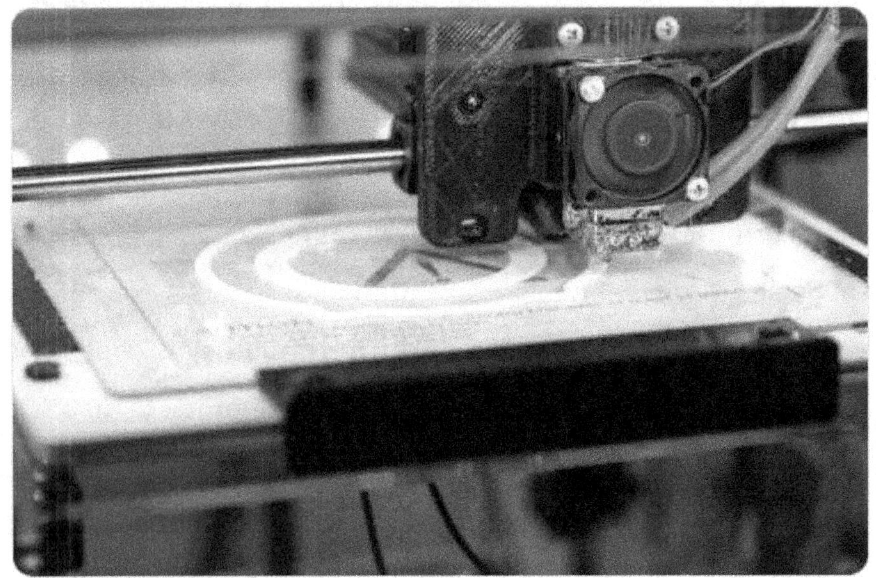

Ilustração 16 Tweet Voluntários Impressoras 3D

Ações de solidariedade que não param por aí, pois algumas pessoas se organizaram voluntária e altruisticamente para fazer compras e distribuí-las nas casas de idosos, impedindo-os de sair às ruas e se expor ao contágio, uma vez que, segundo algumas estatísticas, este é o grupo mais desprotegido contra os efeitos negativos da COVID-19.

Embora esteja ocorrendo uma situação excepcional, anualmente, a população é exposta ao fenômeno da gripe sazonal, que tem um efeito importante, principalmente entre os grupos mais desprotegidos. E com a chegada da estação fria, os meios de comunicação, seguindo as indicações do Ministério da Saúde, divulgam uma série de recomendações voltadas à prevenção do contágio, além de informar sobre a conveniência da vacinação para evitar a gripe, principalmente entre os grupos de risco. Estamos acostumados a isso, mas, por trás, há um grande trabalho de análise psicológica sobre como diferentes grupos respondem.

Assim, campanhas destinadas a aumentar a conscientização da população sobre certos hábitos saudáveis envolvem planejamento e estudo para descobrir o objetivo perseguido e o destinatário, que geralmente são os grupos de maior risco, e tentar aproximá-lo o máximo possível.

Nesse sentido, foi feito muito progresso na aplicação de técnicas de vendas ou publicidade como um meio de "alcançar" o cidadão, mas, quando se trata de saúde, não é tão fácil.

Grandes marcas, com exposição repetida a anúncios, podem "facilitar" a compra ou compra de um produto ou serviço, mas funciona da mesma forma com a saúde?

Quando instituições de saúde, como a OMS ou departamentos governamentais, querem implementar uma campanha para promover hábitos saudáveis, sejam exercícios, dieta ou vacinação, encontram um grande problema: o efeito limitado de suas campanhas.

Entre as teorias explicativas está a "dificuldade" de os adultos mudarem seus hábitos e costumes, uma vez que há uma tendência de repetir o que aprendemos sem questionar se é o melhor ou não; portanto, depois de repetir ano após ano, se alguém tentar mudar, haverá uma grande "resistência", apesar de a recomendação ser favorável à saúde do usuário.

Assim, com o objetivo de solucionar essa dificuldade, algumas vezes opta-se por direcionar essas campanhas aos mais jovens, com o "desejo" de educá-los desde pequenos, para que mantenham bons hábitos pelo resto da vida. (@maestrocarlosef, 2019) (ver Ilustração 17).

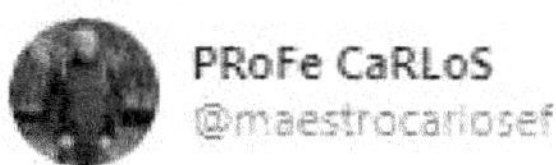

Y llegó el día, hoy 12 de noviembre de 2019 celebramos el Día contra la obesidad infantil desde el proyecto del @CaMiNoPieFCiToS con la campaña DA UN SALTO CONTRA LA OBESIDAD INFANTIL en la que llenaremos los centros educativos de combas sumando SALUD youtu.be/sK3S8Vssznl

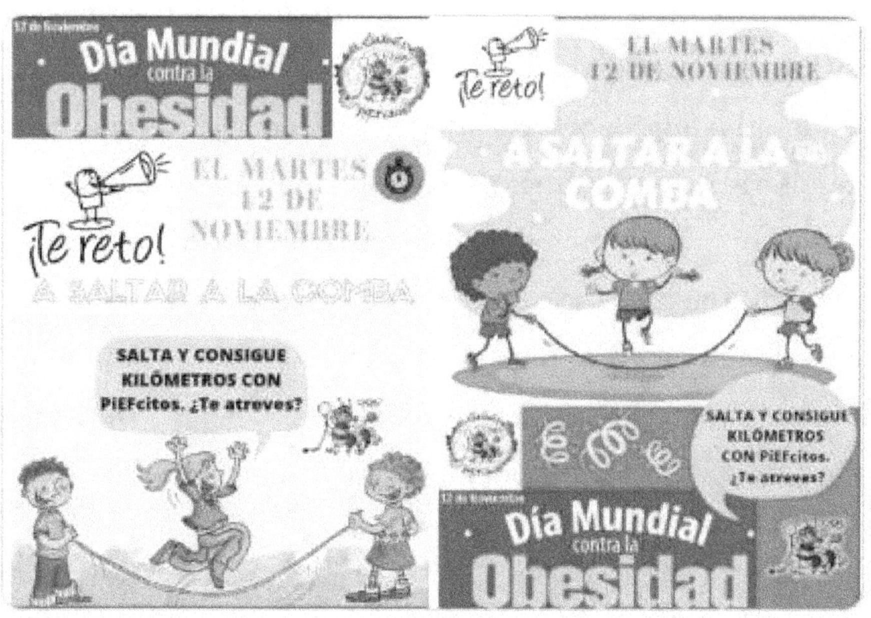

Ilustração 17 Tweet Campanha contra a obesidade infantil

A principal limitação desse tipo de intervenção é que o

benefício a longo prazo não pode ser avaliado, pois exigiria anos ou até décadas de acompanhamento para verificar as mudanças na população.

Além disso, essas campanhas devem "lutar" contra todos os tipos de falsa crença ou "fofoca", que se espalham mais rapidamente do que as campanhas de conscientização sobre hábitos saudáveis.

É o caso das vacinas, e como 'fala-se" sem nenhum rigor sobre seus efeitos no aparecimento de distúrbios como o autismo; ou, no caso da vacina contra a gripe, que é considerada "algo para os mais velhos" ou que "como foi administrada há um ano, seus efeitos devem durar". Mas até que ponto as campanhas de vacinação são eficazes?

É exatamente isso que tentou descobrir uma pesquisa realizada em conjunto pelo Departamento de Saúde e Ciências Comportamentais da Universidade de Denver, Colorado; Centro de Modelagem e Análise de Doenças Infecciosas da Escola de Saúde Pública de Yale; Departamento de Psicologia da Universidade Rutgers (EUA), Departamento de Epidemiologia e Doenças Contagiosas da London School of Hygiene & Tropical Medicine (Inglaterra) (Li, Taylor, Atkins, Chapman, & Galvani, 2016).

O objetivo do estudo foi analisar o efeito da campanha de vacinação pela Internet entre os usuários, para verificar se há uma mudança na tendência.

O estudo envolveu 4.023 maiores de dezoito anos de cinco países (Brasil, China, França, Israel, Japão, EUA, Inglaterra África do Sul).

A esses participantes foram atribuídos quatro grupos experimentais, segundo diferentes tipos de campanha publicitária. Em alguns casos, jovens "atores" eram usados, em outros, "atores" mais velhos; em algumas situações, os atores eram vítimas dos efeitos da gripe, em outras, não; foram avaliados três aspectos: a simpatia que o anúncio despertava, o conteúdo pró-social e a intenção de ser vacinado.

Os resultados demonstram maior simpatia pelas cenas das vítimas da gripe, sendo ainda maior diante dos atores mais velhos. Em relação ao conteúdo pró-social, que avaliava até que medida eles estariam dispostos a doar por essa causa, observou-se uma maior disposição diante dos atores que mostraram as consequências da não vacinação, sem diferenças entre atores jovens e idosos; em relação à intenção de tomar a vacina, não houve alterações significativas em nenhum dos grupos, sendo o melhor preditor o fato de terem ou não tomado a vacina antes.

De acordo com os resultados do estudo, as pessoas não são muito flexíveis para mudar de opinião sobre questões de saúde; razão pela qual seria necessário trabalhar na "educação" da população e no "combate" a falsas crenças como parte das estratégias de conscientização.

Voltando às recomendações sobre a COVID-19, existem medidas que podem parecer básicas e fáceis de executar, como lavar as mãos repetidamente ou manter uma distância de um metro das outras pessoas.

Por outro lado, outras medidas a serem adotadas pelos governos não são tão fáceis de serem assumidas pelos cidadãos, como no caso do confinamento em casa, quando necessário, em que a pessoa deve evitar sair e fazê-lo apenas em caso justificado, podendo ser detido e preso em caso de descumprimento, ou receber uma multa pesada por isso.

A prática do confinamento que teve início pela primeira vez na China e, para a surpresa do mundo, manteve reclusa em suas casas a população de uma província onde vivem milhões de cidadãos, algo que até então seria considerado impossível devido à quantidade de pessoas que abrange. Essa decisão foi adotada em 24 de janeiro de 2020 (@shildalys, 2020) (ver Ilustração 18).

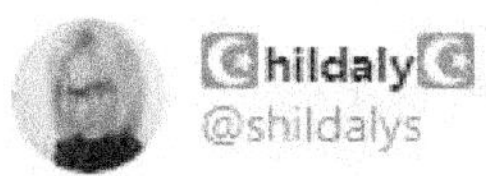

#coronoavirus 24 d enero 2020: #China pone en cuarentena 8 ciudades más en la provincia d Hubei, atrapando a 35 millones de residentes en sus ciudades. Al cierre d esta edición, 2019-nCoV ha matado a 26 pacientes, todos en China. En todo Estados Unidos, 63 casos no confirmados

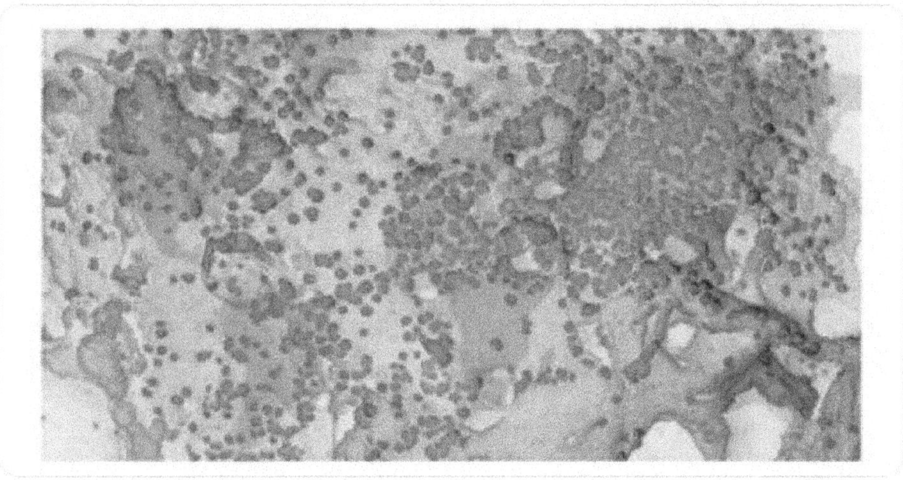

1:35 a. m. · 25 ene. 2020 · Twitter for Android

Ilustração 18 Tweet sobre a quarentena na China

Decisão controversa em relação à limitação que ela supõe em relação aos direitos individuais de movimento e mesmo de trabalho, mas que é necessária em tempos de crise de saúde se você pensa no bem da comunidade, feitas para impedir a propagação da doença entre os cidadãos.

Esse aspecto nem sempre é entendido. Por isso, milhões de governos investiram em campanhas publicitárias nos meios de comunicação e nas redes sociais para "modificar" a visão dessa medida restritiva, conforme necessário, com base nas circunstâncias que estão vivendo no momento.

Após a decisão adotada pela China e com base no número crescente de casos que estavam começando a ser detectados, a Itália adotou as mesmas medidas restritivas em termos de movimentação em algumas regiões do norte do país. Essa decisão foi adotada no dia 7 de março de 2020 (ver Gráfico 7), passando, sem seguida, a medida para todo o país e impedindo, assim, os efeitos das consequências da COVID-19. Cada país adotou medidas semelhantes, decidindo em cada caso o fechamento parcial ou total de atividades não essenciais ou literalmente fechando o país para impedir que estrangeiros "infectados" pudessem carregar a doença (@Renzo_Utili, 2020) (ver Ilustração 19).

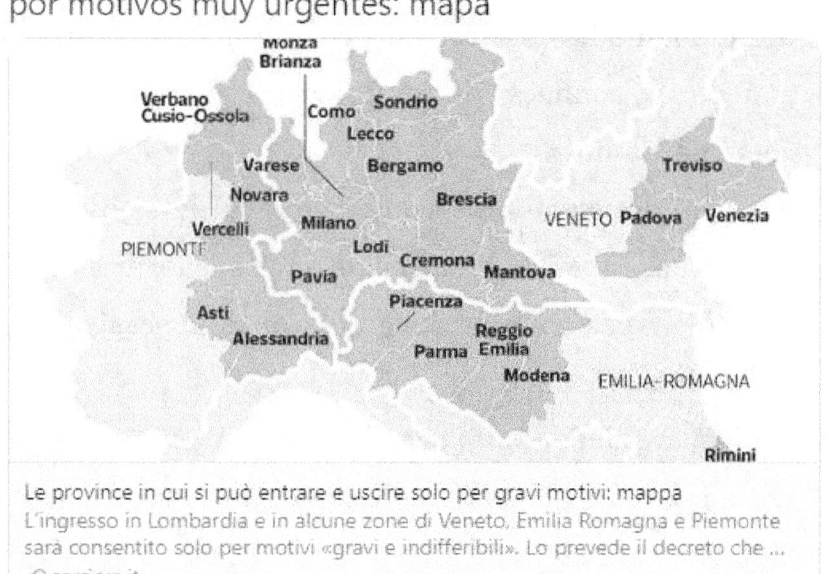

Ilustração 19 Tweet sobre a quarentena da Itália

Mas talvez na China a medida mais controversa, além do confinamento, seja a estabelecida pelas autoridades, que recomendam à população que quando alguém tenha os sintomas causados pela COVID-19 vá aos centros de atendimento hospitalar e que comunique às autoridades de saúde caso conheça um familiar ou um vizinho que esteja com os sintomas.

Uma situação que é uma medida de saúde essencial para atender os infectados, mas que pode levar a um dilema moral na pessoa que deve relatar um possível caso às autoridades.

Por um lado, é uma medida sanitária: o paciente será tratado em um hospital e a propagação do vírus para outros cidadãos será evitada. Mas o fato é que os pacientes levados não regressam.

As razões para isso podem ser diversas, desde ele ter falecido até estar em cuidados intensivos, ou até mesmo ser mantido em observação após ter superado a doença, o que pode levar a semanas de isolamento do paciente de seus parentes e vizinhos, que não recebem nenhum tipo de comunicação sobre seu estado de saúde ou progresso ou não na recuperação da doença.

Essa desinformação pode provocar um certo nível de medo entre os cidadãos de que, quando têm um parente ou familiar com algum dos sintomas dessa doença, ficam em um dilema quanto a se devem ou não relatar às autoridades. Isso causa "sentimentos conflitantes", aspecto que tem sido o campo de estudo de psicólogos sociais que tentaram explicar esse fenômeno, que não é novo na história da natureza humana, intimamente relacionado ao desenvolvimento moral da pessoa.

Assim, a Northwestern University analisou a facilidade ou não de denunciar o outro (Dungan, Young, & Waytz, 2019), especificamente, foi estudado, no âmbito empresarial, contra o que poderia ser chamado de injustiça manifesta. No estudo, verificou-se que a resposta às reclamações dos trabalhadores se baseia exclusivamente em sua própria moralidade e, especificamente, em dois conceitos, que são a lealdade e a justiça.

Lealdade, nesse contexto, à empresa em que trabalha e que paga a remuneração, bem como aos chefes e colegas, apesar de cometerem irregularidades.

Justiça, ao denunciar o que é inapropriado e contrário à moralidade, independentemente de quem a pratica, e o risco que isso implica em relação ao próprio emprego e suas consequências econômicas.

O estudo relata que as pessoas têm certas "tendências" morais pelas quais são governadas, de forma que alguém guiado pela lealdade nunca fará uma denúncia; por outro lado, a pessoa que é governada pela justiça informa quando ocorre uma irregularidade em sua empresa.

O estudo também tenta verificar quão "rígidas" são as convicções morais. Para isso, 293 participantes foram convidados a escrever um pequeno ensaio sobre justiça ou lealdade, dependendo do grupo em que foram identificados, e depois tiveram de resolver uma situação em que deviam tomar uma decisão sobre denunciar ou não uma irregularidade.

Os resultados indicaram que a maioria dos participantes que tiveram a tarefa de escrever sobre justiça tomaram a decisão de denunciar; enquanto, entre aqueles que tiveram de escrever sobre lealdade, quase todos decidiram não denunciar as irregularidades.

Apesar de ser um estudo experimental, as conclusões parecem claras. Portanto, a moralidade terá um papel fundamental quando se tratar de "relatar" um membro da família ou vizinho quando eles começarem a apresentar sintomas associados à doença, seguindo as recomendações elaborado pelas autoridades sanitárias competentes.

É preciso levar em consideração que todos os dias enfrentamos decisões diferentes e que fazemos isso com base nos conceitos morais internalizados durante a infância, mas que essa moral pode mudar dependendo de nossas novas experiências, sejam diretas ou indiretas. Ou seja, também aprendemos com as experiências que observamos nos outros.

Além disso, essas experiências serão influenciadas pelas demandas do exterior, ou seja, as regras de conduta, manual de comportamento e regras estabelecidas; bem como as informações e publicidade recebidas pelos meios de comunicação de massa, que podem "temporariamente" variar nossa própria moralidade em favor de um comportamento ou outro.

Como indicado, embora o componente moral não faça parte da personalidade, ele terá um desenvolvimento semelhante, pois os primeiros anos serão decisivos para internalizar as normas e regras da sociedade em que se vive; mas, diferentemente da personalidade, a moralidade será mais variável, podendo ser flexível ou rígida, dependendo das experiências vividas a cada momento, e maleável pelo exterior, especialmente por instituições ou pessoas que nos servem de referência ou pelos meios de comunicação de massa.

O estudo apresentado revela a "fraqueza" de nossa moral exposta a demandas sociais, razão pela qual seria esperado que o número de "denúncias" de familiares e vizinhos seja maior do que o que teria ocorrido em uma situação em que não houvesse emergência. de saúde.

A denúncia cidadã adotada inicialmente pela China, dada a propagação do vírus, mas os governos dos países onde ocorreram casos afetados foram adotando medidas semelhantes de confinamento, instando os cidadãos a denunciar aqueles que não cumprem a quarentena (@SeremiSaludRM, 2020) (ver Ilustração 20).

Nesse caso, as recomendações das autoridades de saúde não são tão voltadas a denunciar parentes ou vizinhos com sintomas suspeitos de COVID-19, mas sim aqueles que não cumprem a quarentena e saem de casa sem uma causa justificada, expondo-se assim ao contágio, com o consequente perigo para sua saúde e para a daqueles com quem convive.

O confinamento é uma situação de que estão isentos o pessoal de saúde, das forças e dos órgãos de segurança e os trabalhadores de outras atividades essenciais para combater a COVID-19, mas ainda assim eles foram repreendidos por seus próprios vizinhos, que os acusados de os colocar em risco.

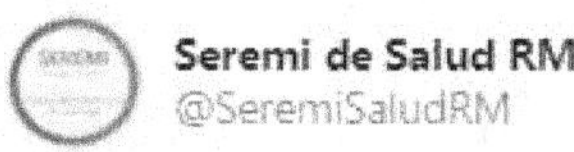

Seremi de Salud RM
@SeremiSaludRM

#CuidémonosEntreTodos . Respeta la cuarentena en tu hogar.

Hazlo por ti y tu familia.

Denuncia en

bit.ly/3btyLXE para quienes no lo respeten.

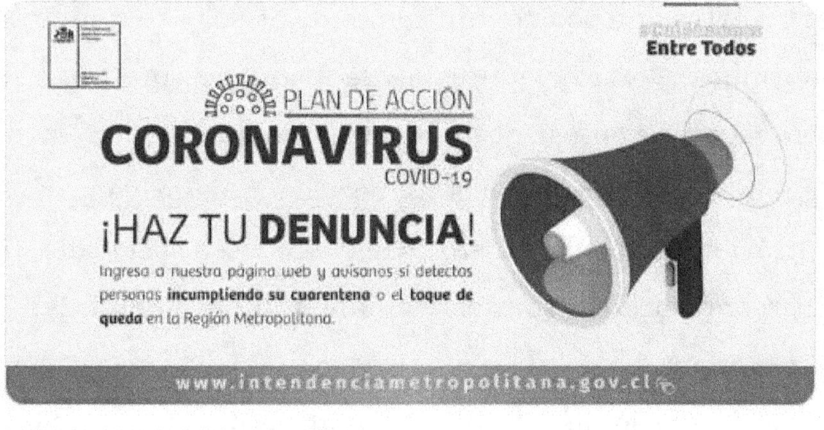

4:54 p. m. · 28 mar. 2020 · TweetDeck

Ilustração 20 Tweet Denúncia na Quarentena

Apesar de o conceito moral ter sido usado até agora como unívoco, é possível estudá-lo sob diferentes perspectivas. Portanto, pode-se falar em julgamento ou emoção morais, entre outros.

Há muito se sabe que o desenvolvimento moral evolui com o amadurecimento da pessoa, à medida em que ela tem mais experiência em relação às normas e aos costumes de uma localidade. Algo que é questionado quando você viaja para o exterior e pode notar maneiras de ser e se comportar "estranhos", "extravagantes" e até "transgressores" que são socialmente aceitos neste destino, mas que de forma alguma seriam permitidos na sociedade de origem. E, ao contrário, formas de pensar e agir em nossa sociedade que surpreendem e causam estranhamento em habitantes de outros lugares.

Muitas são as variáveis analisadas em relação à moralidade, conforme apresentado no estudo anterior, onde foi destacada a grande influência de agentes externos, sejam instituições ou pessoas de referência. Mas o Desenvolvimento Moral é independente do nível de inteligência da pessoa?

Foi o que se tentou descobrir com uma investigação realizada pelo Departamento de Educação e Desenvolvimento Humano do Instituto Alemão de Educação Internacional (Alemanha) (Beißert &

Hasselhorn, 2016).

Participaram do estudo 129 menores, com idade entre 6 e 8 anos, dos quais 52 eram meninas. Para avaliar o nível de inteligência, foram usados os Culture Fair Intelligence Tests - Scale 1 (Weiß, Osterland, & Cattell, 1977) enquanto para avaliar o desenvolvimento moral foram apresentadas quatro imagens que representavam situações que violavam as normas sociais, sobre as quais foram feitas várias perguntas sobre a maneira de pensar e sentir diante daquelas cenas.

Os resultados não encontram diferenças significativas entre o nível de inteligência e o desenvolvimento moral do menor, não mostrando diferenças entre os dados obtidos entre meninos e meninas.

Como apontam os autores, esses dados contradizem teorias estabelecidas que marcavam um desempenho paralelo entre inteligência operacional e moralidade, com base na teoria do desenvolvimento moral (Kohlberg, 1969). De acordo com essa teoria, para ter uma moralidade estabelecida, um nível mínimo de desenvolvimento pessoal, incluindo inteligência, deve ser previamente estabelecido; portanto, e com base nesses dados, o ato de "denúncia" e o questionamento moral de cada um ao fazê-lo ou não será independente de seu nível de inteligência.

Decisões em relação ao COVID-19

A tomada de decisão é um processo complexo, uma vez que não se trata apenas de escolher entre duas ou mais opções, mas envolve toda uma cascata de funções neuropsicológicas que facilitarão a decisão.

Se inicialmente focarmos no funcionamento em nível neural, pode ser indicado que as informações vindas de fora passarão por uma primeira peneira, na qual o sistema límbico deve "dar o aval" antes de estar consciente disso.

Nesse sistema, a amídala desempenha um papel notável para identificar se os estímulos recebidos representam algum tipo de perigo ou não; em caso positivo, ela coloca o organismo em movimento para que possa dar uma resposta de fuga ou evitação o mais rápido possível, ou seja, "sair do meio" do perigo, ou ficar "congelado", tentando que esse perigo "não o veja", que são reminiscências de nossos ancestrais, que tinham de enfrentar animais, que só conseguiam vê-los em movimento.

Alegria, tristeza, raiva e culpa são sentimentos que vão "colorir" nossa maneira de ser e de pensar e, por fim, guiarão nosso comportamento. De fato, a publicidade busca exatamente influenciar as emoções do consumidor, associando-as a um determinado produto ou serviço de forma que, ao vê-lo, lembre-se da emoção causada pelo anúncio e tenha maior predisposição para adquiri-lo. Mas o mundo das emoções e, portanto, a influência do sistema límbico vão muito além de servir como filtro ou de servir para "sentir" emoções, positivas ou negativas (Wukmir, 1967), também desempenham um papel fundamental na atenção, na aprendizagem ou na tomada de decisão.

A atenção é imediatamente capturada pelos estímulos afetivamente carregados, diante dos "neutros", além de, entre eles, é dada atenção antes e com mais intensidade àqueles com carga negativa, ou seja, àqueles que podem representar um perigo para a pessoa e, portanto, exigem uma resposta mais imediata para sua sobrevivência.

Depois que a atenção é capturada pelo estímulo afetivo, é mais fácil aprender ou estar disposto a tomar a decisão; portanto, é um processo básico, necessário e anterior a qualquer outro, que ocorre de forma "instintiva", sem que possamos escolher o que chama nossa atenção ou não, embora mais tarde seja possível decidir, quando nos tornamos ciente do que está acontecendo ao redor, continuar prestando atenção ou parar de fazer isso.

Quando pensamos em aprendizagem, fazemos isso pensando em estudos "regulamentados", em que é preciso se sentar na frente de um livro para "engolir" o que está escrito lá. Longe de ser algo monótono e repetitivo, você pode aprender "de tudo", não apenas nomes, dados e datas, o que é chamado de conhecimento explícito, mas também como fazer coisas, por exemplo, dirigir, o que é chamado conhecimento implícito. Todos os itens acima podem ser estimulados em um ambiente afetivo, agradável e positivo, ou dificultados, quando as condições acima não são atendidas.

Além disso, qualquer situação em que vivemos ou com que temos contato será fortemente registrada e, portanto, aprendida, quando acompanhada de estímulos carregados de emoção, de forma que todos podem descrever muitos detalhes que ocorreram em torno desses eventos positivos, como o casamento, o nascimento do primeiro filho...; aspectos que, durante muitos anos, serão "tão vívidos quanto no primeiro dia".

Da mesma forma, um acontecimento desagradável, como um assalto, um acidente de trânsito... nos fará lembrar daqueles momentos e dos detalhes das circunstâncias que o cercavam por muito tempo. Por isso, às vezes é difícil para as pessoas superar a dor de um familiar ou amigo perdido, pois elas têm lembranças vívidas de tudo isso por um longo tempo, o que causará danos psicológicos contínuos.

Uma vez exposto o papel relevante das emoções, tanto na atenção quanto na aprendizagem, deve-se notar que a tomada de decisões, longe de ser algo "frio e calculado", em que se busca o benefício máximo para a pessoa, é influenciada principalmente pelo mundo emocional interno.

Se começarmos a pensar nas grandes decisões de nossas vidas, com quem compartilhamos parceria, em quais estudos realizamos, onde compramos a casa..., podemos "nos iludir", pensando que essa era a melhor opção e é por isso que a escolhemos. Se refletirmos sobre isso, perceberemos que havia uma infinidade de aspectos emocionais envolvidos nessas decisões; sejam eles sentidos por nós mesmos ou aconselhados pelas pessoas que estimamos e valorizamos. Nestes tempos de crise diária da saúde, é necessário tomar decisões sobre como usar os recursos disponíveis ou como priorizá-los; também estão sendo tomadas decisões para fechar temporariamente as empresas ou adiar indeterminadamente alguns eventos nacionais ou internacionais. As primeiras ações como essas, apesar da grande repercussão econômica e social que teriam, foram o cancelamento das Fallas e dos atos festivos da Comunidade Valenciana (@VicentGrimalt, 2020) (ver Ilustração 21 Tweet Cancelamento das Fallas Ilustração 21).

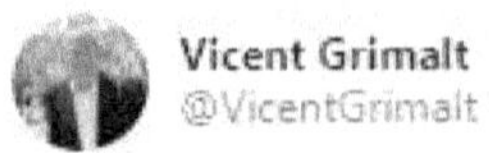

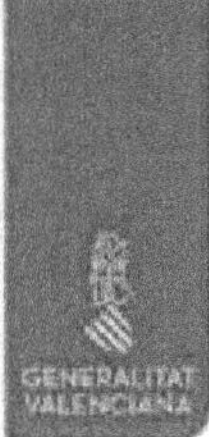

Ilustração 21 Tweet Cancelamento das Fallas

Uma decisão muito difícil para seus organizadores, que precisaram escolher entre manter os eventos de acordo com o costume ou atender às recomendações de saúde sobre o perigo potencial para seus habitantes e para os turistas que iriam ao evento. Mas que variáveis entram em jogo antes desse tipo de decisão?

Em um estudo realizado em conjunto pela Universidade de Cambridge (Inglaterra), a Radboud University e a U.M.C. St. Radboud (Países Baixos) (van den Bos, Jolles, & Homberg, 2013) foi feita uma revisão exaustiva de artigos publicados sobre tomada de decisão.

Assim, foram analisados os diferentes fatores que influenciam na decisão entre as várias opções, prestando atenção especial à influência social do contexto como modulador de nossas próprias decisões, seja a partir da aprendizagem de comportamentos e valores dados pela aprendizagem social, seja por fenômenos como pressão de grupo, conformidade social, cooperação e estresse social, entre outros. Tudo isso modulado pelo campo das emoções.

Conforme mostrado no estudo, o que mais "pesa" na tomada de decisão, mesmo naqueles que têm maior impacto sobre os cidadãos, por exemplo, por serem adotadas por um governo, será "o que eles dirão", isto é, como a decisão será aceita.

No campo da política, isso pode ficar mais claro, pois às vezes parece que são tomadas decisões para "agradar" o eleitorado ou não perder votos, mas nos dois casos estamos falando da mesma explicação, sobre levar em conta "o que eles dirão".

Mas, embora essas decisões em tempos de crise de saúde visem proteger a saúde dos cidadãos para impedir a propagação do vírus, há muito tempo se tomam decisões com um propósito altruísta, que permitem que outra pessoa continue vivendo quando chega o momento da morte. É o caso das doações de órgãos.

Muitos profissionais e associações de saúde tentam conscientizar a população sobre a necessidade de ter doadores, e é por meio de um simples gesto, como fazer o cartão de doador, que é possível expressar a aceitação da condição de doador.

Dependendo dos aspectos culturais, existe uma porcentagem maior ou menor de doadores entre a população, mostrando grandes diferenças de um país para outro, o que indica a maior ou menor consciência desse gesto e as futuras consequências positivas que tem sobre o receptor, que de outra maneira é forçado a continuar esperando uma intervenção futura, sabendo que a cada dia que passa sem receber o órgão que lhe falha, sua qualidade de vida está deteriorando.

No que diz respeito ao perfil das pessoas mais dispostas a serem doadoras de órgãos, esses são precisamente os familiares dos destinatários da doação, pois estão mais conscientes da necessidade e da utilidade de compartilhar os órgãos quando eles já não nos servem mais.

O testemunho de destinatários e doadores torna mais fácil para os outros tomar consciência desse problema e se tornarem doadores expressos por meio de um cartão, que indica a vontade de ajudar após a vida.

Apesar do exposto, nem todas as pessoas podem ser doadoras e nem todos os órgãos são sempre viáveis para doação, razão pela qual o pessoal de saúde deve determinar se a doação pode ou não ser feita. Mas se a pessoa não possui o cartão de doação nem expressou seu desejo ou intenção de ser doador na vida, é mais difícil para os profissionais encontrar órgãos saudáveis que possam ser doados. Por isso, são feitos grandes esforços nos meios de comunicação por meio de palestras e jornadas de conscientização para ajudar as pessoas a enxergar o problema e, uma vez cientes disso, se tornarem doadoras. Mas é possível prever se alguém tomará a decisão de ser doador de órgãos?

Foi exatamente isso que foi tentado descobrir com pesquisas realizadas em conjunto pela Universidade Martin-Luther e pelo M.S.H. de Hamburgo (Alemanha) (Hübner, Mohs, & Petersen, 2014); participaram dessa pesquisa 78 pessoas, estudantes universitários com idade entre 19 e 33 anos, dos quais 37 eram mulheres.

Todos foram questionados sobre a intenção de se tornar

um doador de órgãos e também receberam um teste sobre intenções, feito por meio de provas implícitas, usando o teste chamado Implicit Associate Test (Egloff, Schwerdtfeger, & Schmukle, 2005; Greenwald, McGhee, & Schwartz, 1998) em que é necessário avaliar entre dois estímulos apresentados na tela.

O estudo comparou os resultados das respostas explícitas, ou seja, aquelas que foram expressas em voz alta, com as respostas implícitas, avaliadas no computador. Assim, foi possível verificar como a expressão da vontade de ser doador correspondia ao ato de fazer o cartão do doador e, portanto, esse era um preditor melhor do que os testes implícitos utilizados.

Algo que contradiz os resultados usuais de outras áreas, como a publicidade, em que os participantes são entrevistados e realizam testes diferentes para descobrir sua opinião sobre um novo serviço ou produto, pois é comum que o que eles dizem nem sempre corresponda à consequente compra ou aquisição do produto.

Talvez a principal diferença seja que, quando alguém tem de enfrentar esse tipo de decisão, não faz isso levianamente, mas reflete e reconsidera a respeito; portanto, quando alguém é perguntado, sua resposta já está suficientemente estabelecida intimamente, o que depois se pode constatar na conduta de fazer o cartão de doador, como um passo natural da decisão pessoal tomada a esse respeito. No estudo, faltaria verificar quais mecanismos psicológicos podem estar envolvidos na mudança de opinião, para poder usá-los nas diferentes campanhas de conscientização realizadas anualmente e, assim, aumentar seu efeito, atingindo um número maior de pessoas dispostas a doar seus órgãos ao final de suas vidas e, com isso (e é a coisa mais importante), ser capaz de dar saúde e prolongar a vida de outras pessoas que precisam desses órgãos; portanto, diante da COVID-19, há decisões que devem ser tomadas em favor de um "bem maior", assim como aquelas que os governos estão adotando ao escolher entre a vida e a morte de seus cidadãos (@SilenciosoVox, 2020) (ver Ilustração 22).

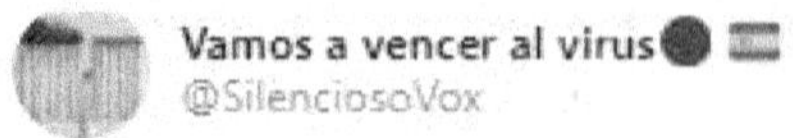

Holanda eres de PM

8:37 p. m. · 27 mar. 2020 · Twitter for Android

Ilustração 22 Tweet Decisões em relação à Covid-19

No que diz respeito à publicidade, é necessário notar que estamos expostos a anúncios diariamente, seja na imprensa, no rádio, na televisão ou na Internet, que tentam mudar a maneira como nos sentimos em relação a um determinado produto ou serviço, de modo que, quando precisarmos escolher entre vários, escolhamos o que ouvimos ou vimos anunciado.

É por isso que as empresas de publicidade investem milhões na oferta de um anúncio "espetacular", que "deixe uma marca" e, acima de tudo, se diferencie dos demais, o que garante um aumento nas vendas desse produto ou serviço anunciado.

O objetivo final desses anúncios é criar em nós "microemoções" suficientemente significativas para que possamos nos lembrar dele quando enfrentarmos uma situação "real" de escolha, na qual, além do produto ou serviço anunciado, teremos uma ampla variedade de alternativas com características e preços semelhantes, o que fará com que, diante de opções semelhantes, optemos por aquela que já havia "tocado" algo dentro de nós quando vimos ou ouvimos o anúncio. Mas qual a eficácia desses anúncios de alguns minutos para provocar uma emoção suficientemente forte que seja capaz de influenciar nossas decisões finais de compra?

É o que tentou descobrir um estudo realizado pela

Universidade de Tel-Hai (Israel) (Lazar & Pearlman-Avnion, 2014), cuja pesquisa envolveu 294 adultos, dos quais 119 eram mulheres.

Uma parte recebeu estímulos de maneira auditiva, positiva ou negativa, e os participantes precisavam avaliar aquilo usando uma escala padronizada do tipo Likert.

A outra parte recebeu a mesma tarefa, mas alterando o estímulo: em vez de auditivo, ele era visual.

Nos dois grupos, foi registrado o quanto os estímulos eram agradáveis ou desagradáveis (valência) e se haviam causado um impacto emocional maior ou menor (excitação).

Os resultados revelam que, como era de se esperar, estímulos positivos e negativos, apresentados visual ou audivelmente, provocam as emoções esperadas nos participantes. Com o que se pode concluir que, em nossas decisões, tanto a valência quanto a excitação terão um papel predominante, ou seja, devemos gostar, mas também deve haver muito do que gostamos para que, no final, optemos por esse produto ou serviço, e não por outro com características e preços semelhantes.

Comportamento irracional

Um dos aspectos mais temidos pelos governantes são os movimentos descontrolados em massa, pois isso pode gerar caos e colocar em risco a própria sobrevivência da sociedade.

Embora o movimento de massas seja um aspecto de estudo e análise da sociologia, há um componente psicológico fundamental: as emoções. Elas fazem parte de nossa vida, estejamos ou não conscientes disso, e estão presentes em cada uma das ações e decisões que tomamos, daí a importância de seu estudo.

Entre os teóricos das emoções, há duas correntes principais: aquelas que consideram as emoções como um conceito unívoco e inseparável, que se estende dos afetos positivos aos negativos, em um continuum; e aquelas que as consideram um conceito multidimensional, composto por elementos cognitivos, comportamentais e fisiológicos.

A emoção pode ser considerada como um "estado" particular do sujeito, permitindo que ele perceba e responda ao ambiente (em modo de excitação). Simplificando, podemos considerar três estados possíveis, o positivo (alegria ou felicidade), o neutro (indiferença) e o negativo (tristeza, descontentamento ou infelicidade).

Seria, portanto, uma maneira de perceber e responder

ao meio ambiente. Mas, quando esse estado se torna crônico, passa a ser considerado uma "característica" da personalidade, ou seja, o indivíduo o transforma em seu modo habitual de responder a uma estimulação interna ou externa.

Quando estados emocionais crônicos estão "desajustados", desvios anormais do processamento emocional aparecem, variando da acentuação de traços ansiosos ou fóbicos a patologias, como Transtorno de Ansiedade Generalizada ou Transtorno Depressivo Maior. Além disso, deve-se ter em mente que o ambiente pode impactar na emoção de alguém, em como percebemos e sentimos; portanto, quanto mais "sério" esse ambiente é, por exemplo, pondo em risco nossas vidas ou a de nossos entes queridos, maior a probabilidade de que o referido evento "marque" emocionalmente a pessoa. Circunstância que faz com que, diante de uma crise de saúde como a vivida atualmente, deva-se tomar cuidado especial com aspectos emocionais, para evitar que pessoas confinadas sofram algum tipo de disfunção em nível emocional exatamente pelas circunstâncias em que vivem, razão pela qual alguns governos fazem recomendações a esse respeito (@sanidadgob, 2020b) (ver Ilustração 23).

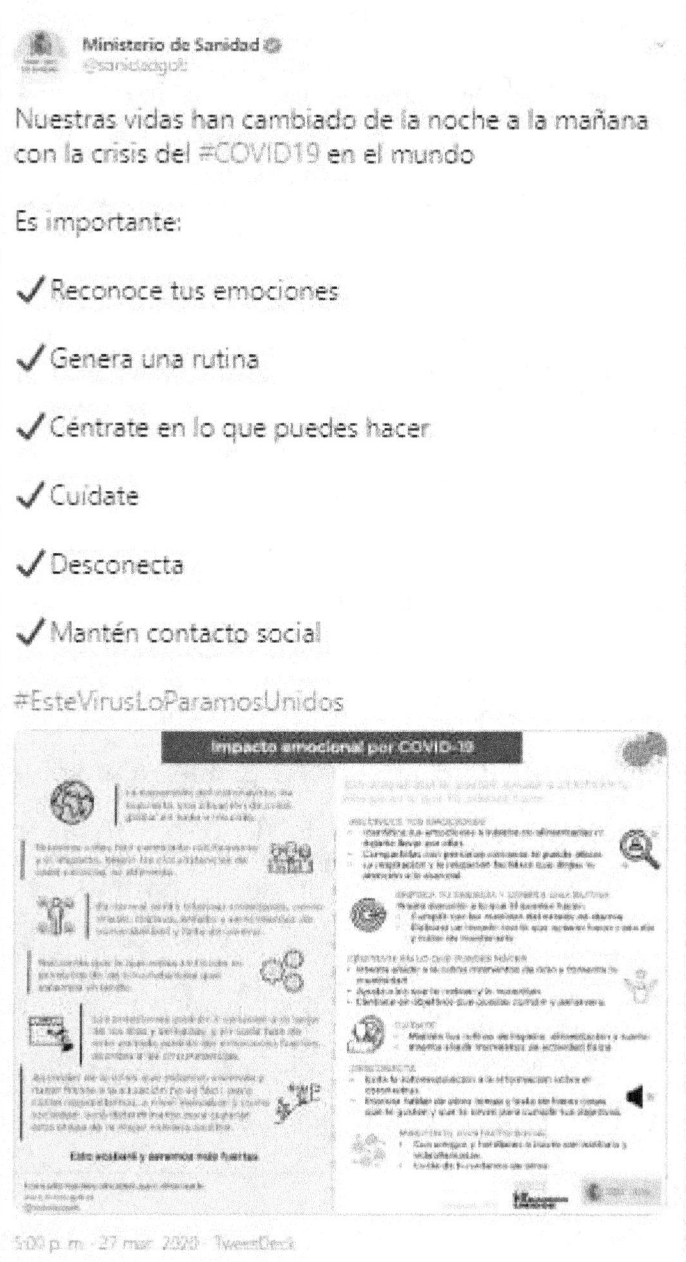

Ilustração 23 Emoções e COVID-19

Outra abordagem da emoção é considerá-la como um

procedimento adaptativo de reação cognitiva, fisiológica e comportamental à estimulação ambiental ou interna, que pode ser positiva ou negativa; portanto, a emoção influencia nossos pensamentos, nosso corpo e nosso comportamento.

Entre as "funções" da emoção, destacamos: coordena o sistema de resposta comportamental; modifica a hierarquia de comportamentos; fornece mecanismos de comunicação e vínculo social; interrompe ou retém brevemente os processos cognitivos; e facilita o armazenamento e a recuperação de informações.

Além disso, dois processos envolvidos no processamento da emoção, percepção emocional e experiência, podem ser distinguidos. O primeiro envolve o processamento cognitivo considerado de baixo nível, em que o estímulo emocional é percebido e avaliado sem envolver a consciência ou qualquer processamento cognitivo; enquanto o segundo envolve processamento cognitivo considerado de alto nível, no qual o que é percebido é contextualizado e interpretado de acordo com experiências anteriores.

A priori, estes parecem ser processos independentes, de modo que o processamento da percepção emocional pode ou não envolver uma experiência emocional.

Mas, embora até agora a estimulação afetiva tenha sido

considerada um conceito unitário, as emoções podem ser decompostas em três dimensões: valência, excitação e dominância. (Lang et al., 1997).

A dimensão valência se refere à qualidade do estímulo em seu componente agradável ou desagradável (positivo ou negativo). Essa dimensão é mensurada em uma escala do tipo Likert com nove pontos de corte, de 1 a 9, com o valor 1 correspondente à avaliação mais negativa, 5 a uma avaliação neutra e 9 à avaliação mais positiva. Os indicadores que se correlacionam positivamente com essa dimensão são expressões faciais, testes de sobressalto, frequência cardíaca e experiência subjetiva agradável ou desagradável.

A dimensão do nível de ativação (excitação) refere-se à intensidade ou excitabilidade causada por um estímulo definido como ativação ou relaxamento (excitação alta ou baixa), que utiliza a mesma escala anterior, ou seja, de 1 a 9, correspondendo ao valor 1 uma excitação baixa, ao 5 uma excitação intermediária e ao 9 uma excitação alta. Os indicadores que covariam positivamente essa dimensão são: taxa de interesse, tempo de inspeção, condutância da pele, amplitude do componente P300 dos potenciais evocados relacionados a eventos e ativação do córtex occipital por ressonância magnética funcional.

A terceira dimensão de dominância se refere à força de

submissão ou dominância causada pelo estímulo, uma dimensão sobre a qual existem muito poucos estudos.

Em nível neuronal, foi relatado que a amídala desempenha um papel fundamental no processamento das emoções, sendo que pode influenciar as áreas corticais por meio de três vias (Holland & Gallagher, 1993, 1999): as de retroalimentação, provenientes dos sinais proprioceptivos, viscerais e hormonais (que permitiriam ao organismo se preparar para a ação, orientação ou fuga); as de projeção para redes de ativação geral ou excitação (podendo alertar o organismo e, assim, capturar mais claramente os estímulos ameaçadores); e a da interação com o córtex pré-frontal medial (o que levaria a uma orientação dos recursos de atenção para o estímulo emocional atual, limitando o restante dos processos cognitivos).

Por sua vez, o córtex pré-frontal envia diferentes projeções para a amídala, permitindo que as funções cognitivas (integradoras das informações do processamento de estímulo emocional e contexto) regulem o papel que a amídala desempenha no processamento das emoções.

Em outras palavras, respondemos abruptamente (resposta de sobressalto e fuga) à visão de um animal perigoso, como um urso (processamento emocional); mas não produzimos essas reações quando vemos o mesmo urso atrás de uma jaula, no contexto de uma tarde relaxada de domingo em uma visita familiar ao zoológico da cidade (processamento cognitivo).

As emoções são talvez um dos elementos mais estudados nas neurociências, uma vez que é uma característica diferenciadora entre seres humanos e animais, que s]ao dominados por seus instintos, incapazes de controlar ou "cultivar" suas emoções.

Apesar de, nos primeiros anos de vida, o desenvolvimento "instintivo" humano ser equiparado ao de qualquer outro animal, ele se separa gradualmente à medida que a linguagem surge e, acima de tudo, o controle das emoções.

Hoje em dia, a neurociência entende que a maioria das decisões tomadas é de natureza emocional e que é pelas emoções que "o mundo é visto" em primeiro lugar, só depois as decisões tomadas podem ser racionalizadas. Pelo menos é assim que lidamos diante de diferentes alternativas, das quais temos de escolher apenas uma opção e descartar o restante.

No caso das massas, sabe-se há muito tempo que as emoções mobilizam as pessoas a optarem por um caminho ou por outro, de modo que os grupos de poder possam "direcionar" seus seguidores a cumprir ou não as normas estabelecidas; daí a importância que grupos políticos e instituições civis e religiosas mantenham o mesmo discurso para não "dividir" a sociedade em uma situação de crise.

Ou seja, independentemente de suas próprias crenças, os líderes designados ou "naturais" mobilizam as pessoas com base nas respostas afetivas positivas geradas por esse eles, gerando desconfiança do que os outros dizem.

De fato, dada a necessidade urgente de buscar informações e, em alguns casos, a falta de respostas das autoridades, houve vários youtubers que antes não eram ouvidos por ou seguidos por quase ninguém e que se tornaram líderes naturais, oferecendo informações e explicações para "sanar" a curiosidade, embora suas palavras nem sempre se encaixem no discurso oficial das autoridades de saúde. E, aproveitando essa "lacuna de informação", houve um aumento exponencial de boatos sobre a COVID-19, sua transmissão ou como "curá-la", razão pela qual o departamento de Saúde realizou uma campanha contra a desinformação (@sanidadgob, 2020a) (ver Ilustração 24).

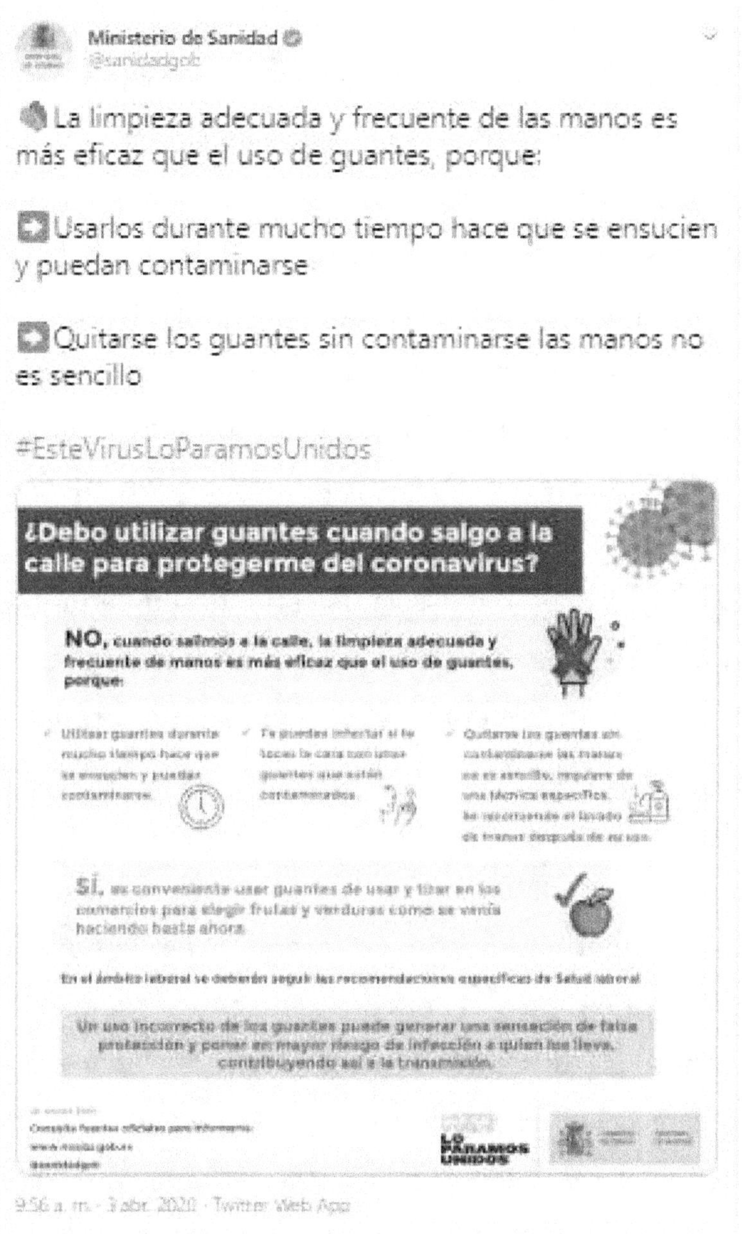

Ilustração 24 Campanha de Informação

Mas, quando se trata de comportamentos irracionais,

estaríamos falando de um componente cognitivo em que alguém agiria de maneira diferente do esperado nas circunstâncias e na sociedade em que se encontra.

Onde o "contágio" emocional pode ocorrer nas massas quando certas crenças que geram certo sentimento se espalham de maneira mais ou menos incontrolável, seja positiva ou negativa, sendo maior quando afeta emoções altamente ativadas, como euforia, cólera ou raiva. E, acima de tudo, relacionadas a emoções primárias: raiva, alegria, medo e tristeza.

A esse respeito, as redes sociais estão desempenhando um papel decisivo nos dias de hoje para disseminar certas mensagens, que atualmente estão sendo monitoradas e filtradas por grandes empresas de internet como Facebook, Twitter ou YouTube, para impedir que certas imagens ou comentários se espalhem.

Tudo isso objetiva impedir a disseminação de notícias falsas ou fake news, que vêm causando tanto "dano" nos últimos anos a diferentes sociedades, já tendo sido mostrado como elas influenciaram a tendência de voto de milhões de eleitores. Se isso não é uma realidade nova, o impacto que uma notícia pode ter em todo o mundo graças às redes sociais é sim algo novo.

É por esse motivo, e dada a capacidade de contágio emocional dessas redes, que os conteúdos são constantemente monitorados e as imagens, vídeos ou mensagens são supervisionadas e "filtradas", para detectar e eliminar aqueles que "se aproveitam" da situação para promover sentimentos primários, principalmente negativos, e, assim, criar uma situação socialmente difícil para as autoridades competentes.

Da mesma forma, temos visto como em tempos de crise da saúde as redes sociais também são usadas para tentar obter ganho político de ambos os lados, de modo que os apoiadores do governo aplaudem os esforços que estão sendo feitos para parar e conter o vírus; por outro lado, os oponentes se concentram em criticar as duras medidas que estão sendo adotadas.

Os governos, de sua parte, usam essas mesmas redes sociais para lançar campanhas que visam tranquilizar a população e tentar focar nos aspectos "positivos", em vez dos negativos, adotando medidas punitivas contra aqueles que tentam tirar proveito da situação para divulgar boatos, informações não verificadas ou informações diretamente falsas (@RSF_ES, 2020) (ver Ilustração 25).

RSF España ✔
@RSF_ES

COSTA DE MARFIL | Fuertes multas para dos periodistas por publicar "noticias falsas". RSF expresa su preocupación por este paso atrás en un país que llevaba varios años mejorando en libertad de prensa // Inglés, web de @RSF_inter bit.ly/3aIk4Qu

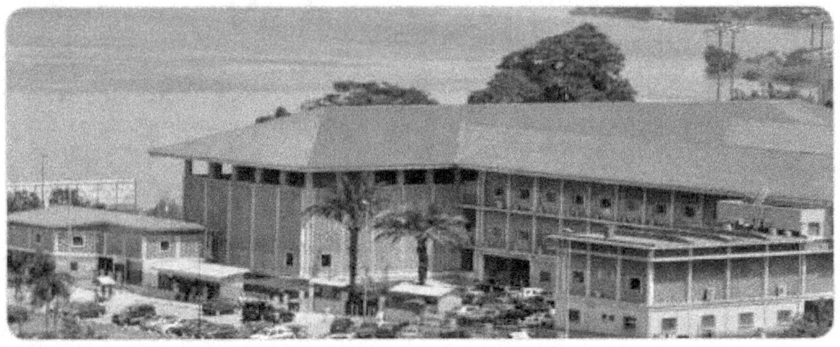

8:16 p. m. · 3 abr. 2020 · Twitter Web App

Ilustração 25 Tweet sobre Notícias Falsas

O racismo em relação à COVID-19

Racismo é a posição que envolve sentir-se identificado com uma raça, geralmente a sua, considerando as outras "inferiores" ou pelo menos "diferentes". Com base nesse racismo, em alguns países, todos os tipos de ação mais ou menos violenta foram "justificados", com base no sentimento de grupo racial outorgado pela cor da pele.

Embora possa ser considerado "instintivo", é um aspecto cultural e aprendido, como demonstram os lugares com um ambiente multicultural, com misturas de raças, onde as crianças crescem vendo como "normal" qualquer raça ou mestiçagem. Muitos países tiveram de "aprender" a aceitar pessoas de outras raças que, por uma circunstância ou outra, se tornaram mais um cidadão. Portanto, com tempo e educação, deveriam ser vistos. como qualquer outro.

Assim, os povos eminentemente formados por receptores de emigrantes são os que estão mais acostumados a essa convivência multicultural. Apesar disso, entre seus membros sempre há aqueles que sentem que sua raça ou cor da pele lhes confere um tipo de status "superior" dos demais.

Algo difícil de avaliar, já que nessas culturas é "mal visto" mostrar-se com sentimentos de racismo, razão pela qual eles são dissimulados. pelo menos para manter as aparências. Mas a amídala pode expor o racismo?

Foi o que se tentou descobrir com uma pesquisa realizada em conjunto pela Universidade de Nova York, pelo Instituto de Tecnologia de Massachusetts e pela Universidade de Yale (EUA) (Phelps et al., 2000). Para isso, foram realizados dois estudos. No primeiro, participaram 14 adultos, dos quais metade eram mulheres; enquanto no segundo estudo participaram 13 adultos, dos quais 6 eram mulheres. Todos eles, homens e mulheres, eram de raça branca.

No primeiro estudo, os rostos de pessoas brancas e de cor foram apresentados sem nenhum tipo de emoção, e todos eram desconhecidos pelos participantes; no segundo, rostos de personagens conhecidos, figuras proeminentes do esporte, da música ou do cinema, tanto brancas quando negras, foram apresentados.

Todos os participantes foram submetidos à medição da atividade neural usando ressonância magnética funcional; da mesma forma, a resposta do sobressalto ao estímulo apresentado foi avaliada através da avaliação do piscar dos olhos usando eletromiografia. Além disso, eles foram submetidos a um procedimento para avaliar atitudes implícitas por meio do Implicit Association Test (Egloff et al., 2005; Greenwald et al., 1998).

Os resultados mostram uma superativação da amídala na presença de imagens de rostos de pessoas de cor oposta à do participante, não sendo mostrada essa superativação quando as imagens dos rostos contemplados correspondiam à raça do participante.

Isso não significa que, diante de um rosto familiar ou da mesma raça, eles não reajam, mas que a reação emocional causada é superior quando a imagem da pessoa é de uma raça diferente da do participante.

Apesar de outras regiões do cérebro estarem envolvidas no reconhecimento facial, apenas a ativação da amídala foi significativa, dependendo da raça dos estímulos apresentados.

Da mesma forma, foram obtidas correlações positivas entre as avaliações da ressonância magnética funcional, o Implicit Association Test e a eletromiografia. Portanto, o uso de qualquer um dos três seria válido para a detecção de racismo.

Como novidade nos resultados, verificou-se que a familiaridade dos personagens, relacionada a aspectos positivos, por serem famosos em seu campo, mostra uma redução do racismo na avaliação. Ou seja, experiências positivas com uma raça parecem fazer com que ela seja vista como menos diferente (em relação a uma pessoa que não tem essas experiências).

É preciso destacar que, após décadas lutando contra o racismo em um país eminentemente imigrante como os EUA, esse sentimento "inconfessável" que está na base do comportamento discriminatório ainda persiste entre sua população.

Assim, mesmo que a pessoa não esteja consciente, será mais fácil ajudar e até contratar uma outra pessoa da mesma raça, em vez de outra raça. Algo que parece "lógico" entre as minorias como forma de se manter como "povo" e de dar oportunidades de desenvolvimento aos "seus", o que, em outras circunstâncias, seria difícil. Mas é prejudicial à integração, pois quanto mais o sentimento de grupo de uma comunidade é fortalecido, há menos oportunidades de que ela se abra a novos membros.

Além disso, a possibilidade de saber que nosso cérebro responde à "verdade" diante do convencionalismo social nos permite entender até que ponto as campanhas antirracismo são eficazes ou não e, caso elas funcionem, devemos pensar em como melhorá-las para que, pouco a pouco, esse racismo seja diluído.

Independentemente desse racismo mais ou menos enraizado na sociedade, podem ocorrer circunstâncias que aumentam o senso de pertencimento social, fazendo diferença com aqueles que não são iguais ou com aqueles que, mesmo vivendo nessa sociedade há muito tempo, são destacados e discriminados por sua cor de pele ou outra característica.

Aspecto também usado por certos partidos políticos, que se baseiam nessa identidade em relação aos outros para difundir sentimentos nacionalistas, por exemplo, atribuindo a "culpa" pelos problemas internos de segurança ou pelos problemas econômicos àqueles que não pertencem à referida sociedade, como ocorre com os imigrantes.

Acusações que permeiam o pensamento dos cidadãos que votam nesses partidos e que aumentam o sentimento discriminatório em relação a esses grupos, que em alguns casos são os mais desprotegidos.

Em outras ocasiões, essas atitudes são produzidas por circunstâncias não relacionadas à população sujeita a discriminação. No atual contexto da crise da saúde, onde se sabe que a origem da doença ocorreu em uma província da China, foi possível perceber um aumento de atos violentos contra pessoas com traços orientais, independentemente de sua origem, e até contra quem tentou defendê-las (@informativost5, 2020) (ver Ilustração 26).

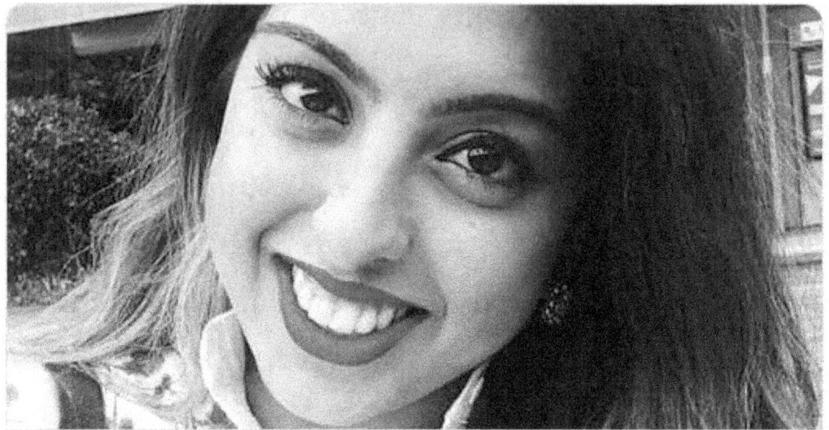

Ilustração 26 Tweet Racismo em tempos da COVID-19

O comportamento de defender outra pessoa mesmo com a possibilidade de colocar a integridade em risco mostra um alto nível de altruísmo e compaixão.

Numa sociedade preocupada com resultados individuais, às vezes "damos as costas" ao desenvolvimento da compaixão, que é vista em muitas culturas como uma "fraqueza" do ser humano; mas, se pararmos para pensar, é exatamente isso que nos distingue de muitos animais.

Quando há uma pessoa idosa, doente ou deficiente, a compaixão é "ativada" em nós e tendemos a oferecer ajuda e proteção; algo que já foi observado em nossos ancestrais ao encontrar em túmulos pessoas com ossos fraturados cicatrizados, um sinal de que o grupo atendeu e cuidou da pessoa ferida por tempo suficiente para ela se curar.

Essas pessoas com altos níveis de compaixão também estão envolvidas em causas solidárias, especialmente quando ocorre um problema social ou catástrofe e há o oferecimento de ajuda de desconhecidos.

Além disso, a compaixão pode ser considerada um protetor contra emoções negativas, como ansiedade, raiva ou medo, promovendo amizade e relações sociais.

Um construto associado à empatia, à capacidade de entender as emoções do outro e nos colocar na situação deles, mas igualmente está presente em nossa vida cotidiana e podemos usá-lo em maior ou menor grau, de acordo com nosso desenvolvimento emocional. Mas quem são mais compassivos, homens ou mulheres?

Foi o que se tentou responder uma investigação realizada pelo Departamento de Comunicação da California State University (EUA) (Salazar, 2016).

O estudo envolveu 613 estudantes universitários com idades entre 18 e 42 anos, dos quais 310 eram mulheres. Todos receberam uma série de questionários padronizados, e a Compassion Scale foi usada para determinar o nível de compaixão. (Pommier, Neff, & Tóth-Király, 2020); para avaliar o nível de tensão pessoal ao se comunicar, usou-se o Personal Report of Communication Apprehension (Levine & Mccroskey, 1990); para avaliar o nível de narcisismo, aplicou-se a Hypersensitive Narcissism Scale (Hendin & Cheek, 1997); e, por fim, para avaliar o nível de agressividade verbal normalmente utilizado, aplicou-se a Verbal Aggressiveness Scale (Infante & Wigley, 1986). Como principais fatores, os resultados mostram diferenças significativas de acordo com o sexo em termos de compaixão, sendo mais elevada nas mulheres.

Diferenças significativas também foram encontradas em termos de nível de tensão na comunicação e no uso da agressividade verbal, sendo, em ambos os casos, maiores nos homens. Por fim, não foram encontradas diferenças em termos de narcisismo por sexo.

Como fatores de interação, verificou-se que quanto mais compassivo, menores os níveis de tensão na comunicação, agressividade verbal e narcisismo.

Mas voltando aos ataques aos viajantes orientais, em alguns casos isso tem sido relacionado ao fato de eles usarem máscaras sem motivo aparente, embora esses cidadãos, sejam eles turistas ou nacionalizados, geralmente sigam as recomendações do governo de seu país em relação ao uso de máscaras, normas que nem sempre coincidem com as instruções das autoridades do local onde se encontram. Assim, em alguns países europeus e devido à escassez de máscaras, recomenda-se que elas sejam usadas apenas quando a pessoa apresenta sintomas, como forma de não espalhar a doença; portanto, se você vê um asiático na rua com uma máscara, é fácil pensar que alguém está infectado, o que pode causar medo aos cidadãos e levar a tentar atacar ou expulsar essa pessoa daquela localidade (@Cahora, 2020) (ver Ilustração 27).

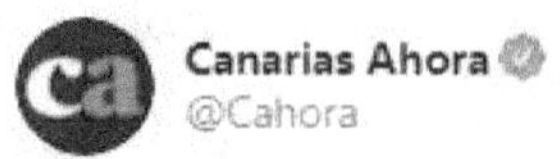

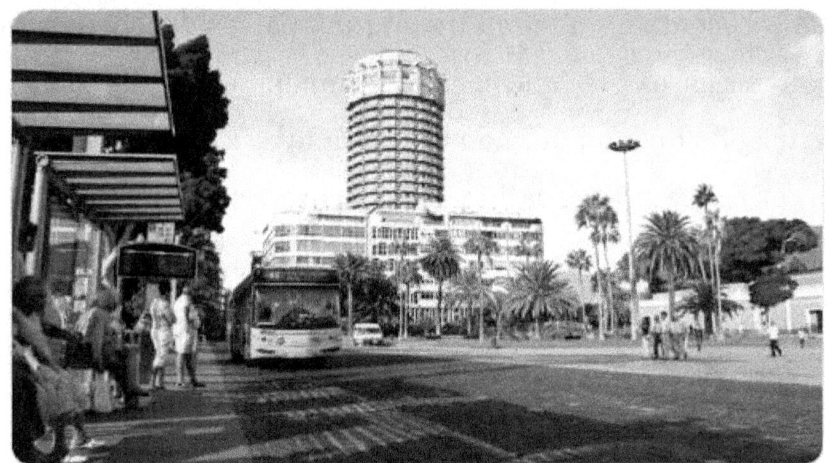

Ilustração 27 Tweet Xenofobia contra chineses

Estaríamos então falando de um comportamento agressivo motivado por sentimentos de medo de contágio e de "defesa" do território e dos seus semelhantes.

Uma conduta beligerante que, em qualquer outra circunstância, não seria aceita por seus contemporâneos, mas que, quando o medo é implantado em uma sociedade, pode levar a "justificar tudo".

Nesse sentido, há uma discussão aberta no campo da ciência comportamental sobre a essência da natureza do ser humano: é um animal racional que às vezes tem lampejos de emoções ou um animal emocional que renuncia voluntariamente a essa parte para ser governado por normas e lógica sociais? Ou seja, é eminentemente emocional ou eminentemente reflexivo?

Três foram as principais posições adotadas tradicionalmente para responder à predominância das emoções sobre a razão ao orientar o comportamento humano ou o contrário.

Assim, há quem defenda que, em certas circunstâncias, as emoções bloqueiam e anulam a cognição, sendo precisamente as habilidades e capacidades afetivas o traço que caracteriza os seres humanos, em comparação com o simples processamento matemático ou categórico de dados que ocorre em um computador.

Seria, portanto, um mecanismo evolutivo em que as

emoções são priorizadas sobre a cognição, úteis para responder ao perigo, a situações onde a pessoa foge ou fica paralisada. Nos dois casos, antes de ser capaz de "pensar" na situação.

Isso pode ser observado, por exemplo, no fenômeno da debandada, que gera tantos problemas em grandes eventos, onde é sabido que, se as medidas apropriadas não forem tomadas, qualquer problema, como a explosão de um foguete, pode gerar uma inundação de pessoas. tentando escapar do local ao mesmo tempo, como se fosse uma debandada humana.

Um movimento de massa guiado pelo "salve-se quem puser" que leva até mesmo a passar por cima das outras pessoas, sem nem perceber que elas estão ali, ou seja, um sentimento de medo que é contagioso e impede a massa de pensar. As pessoas simplesmente agem para fugir do perigo o mais rápido possível.

Portanto, se perguntarmos a qualquer um dos que conseguiram fugir o motivo da fuga, eles não serão capazes de dar uma resposta mais ou menos coerente, argumentando que simplesmente precisaram fazer isso porque achavam que sua vida poderia estar em perigo iminente (@PanamericanaTV, 2020) (ver Ilustração 28).

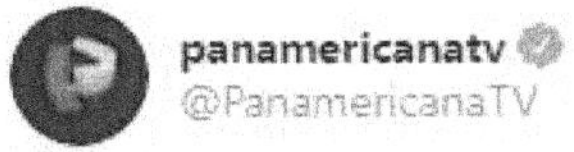

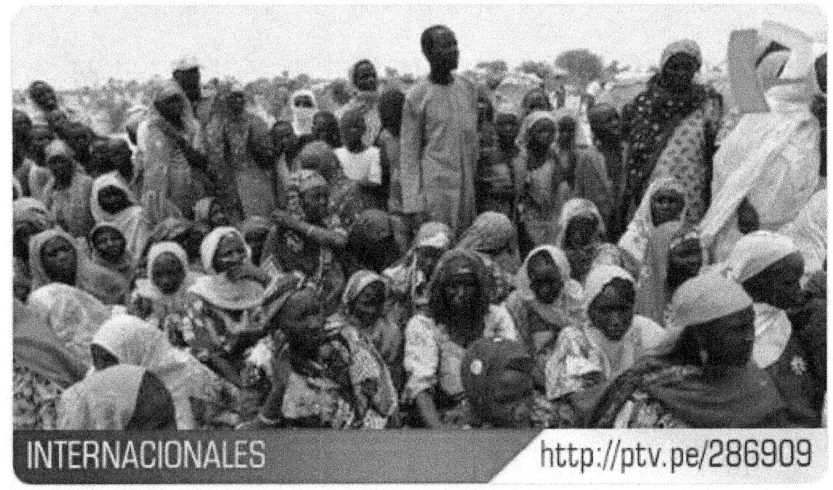

Ilustração 28 Tweet Debandada Humana

Algo que, longe de ser uma anedota, custa a vida de centenas de peregrinos que todos os anos que se reúnem em Meca para orar, apesar das contínuas mudanças de segurança que são feitas para impedir que isso aconteça.

A posição oposta defende que o que define os seres humanos e, portanto, os diferencia dos animais, são os processos cognitivos superiores, deixando as emoções relegadas a processos secundários, irracionais e quase sempre equivocados, típicos dos animais. Nessa posição estariam os que defendem que nossas decisões são tomadas através de cálculos de custo-benefício, assim como um supercomputador.

Esse modo de pensar é baseado no fato de que colocar a razão antes de comportamentos impulsivos ao tomar decisões é uma habilidade desenvolvida, que pode ser aprendida e ensinada. Por exemplo, aquelas pessoas que não param para pensar são treinadas para escrever os prós e os contras de cada decisão, para escolher aquela que possa oferecer o maior benefício.

De fato, os computadores foram desenvolvidos inicialmente para facilitar esses cálculos, devido à multiplicidade de variáveis envolvidas que precisavam ser levadas em consideração. Atualmente, busca-se que a inteligência artificial seja criativa, e não tanto lógica, para poder se aproximar da humana.

Uma terceira abordagem seria a que considera ambos os processos independentes, mas que, em certas circunstâncias, trabalham juntos. Uma posição que parece ganhar apoio recentemente graças aos avanços no campo da neurociência.

Assim, e com base nessa última abordagem, pode-se concluir que o comportamento humano às vezes é guiado pelo raciocínio, enquanto, outras vezes, ele é guiado por emoções.

Seja como for, o que está claro é que o mundo emocional existe e faz parte do nosso ser, e refletirá em todas as decisões que temos de tomar todos os dias, sejam elas mais ou menos importantes.

E voltando ao tema do medo, que pode ser visto como gerador de respostas pontuais em um indivíduo como forma de sobrevivência, pode-se duvidar que a referida reação possa ter maiores consequências sociais, aspecto que contradiz os dados fornecidos por parte de um campo aparentemente tão remoto quanto o da política, aspecto analisado pela psicologia política em que se procura entender como e por que as pessoas votam.

Levando em conta que cada eleição tem suas próprias peculiaridades, em ocasiões com novos programas, candidatos ou partidos. Embora na maioria dos casos as opções sejam geralmente limitadas a poucas escolhas, ainda mais nos sistemas em que existe um "segundo turno", em que só é possível escolher entre os candidatos dos partidos que obtiveram um número mínimo de votos no primeiro turno.

Os psicólogos que aconselham nas campanhas eleitorais para otimizar os resultados analisam as diferentes escolhas e a maneira como a população está "respondendo", buscando, assim, variáveis e padrões relevantes que ajudem o candidato a ganhar nas próximas eleições.

Há situações em que isso é feito em relação a aspectos "especiais" difíceis de se repetir, de modo que não há conhecimento prévio sobre o assunto, como aconteceu na Espanha, quando precisou decidir se pertenceria ou não à Organização do Tratado do Atlântico Norte, ou na Inglaterra, para decidir a União Europeia, no que ficou conhecido como Brexit, cuja votação foi realizada em junho de 2016. Mas os componentes emocionais influenciaram no Brexit?

Foi o que tentou descobrir uma investigação realizada pelo Departamento de Psicologia da Universidade Anglia Ruskin; o Departamento de Psicologia Clínica, Educacional e da Saúde da Universidade de Londres (Inglaterra); o Centro de Psicologia Médica da Universidade Perdana (Malásia); e o Departamento de Liderança e Conduta

Organizacional da Norwegian Business School (Noruega) (Swami, V., Barron, D., Weis, L.& Furnham, 2018).

Participaram do estudo 303 adultos de 18 a 74 anos, 92,4% deles eram de descendência "branca", dos quais 58,7% eram mulheres.

Com todos eles foi realizada uma entrevista três meses antes da votação, em que foram perguntados sobre sua intenção de voto ; a identificação com grupos nacionalistas, usando a Collective Self-Esteem Scale (Escala Coletiva de Autoestima) (Luhtanen & Crocker, 1992); a percepção sobre a imigração muçulmana; a crença nas teorias da conspiração sobre a islamofobia; e sobre a islamofobia diretamente, usando a Islamophobia Scale (Escala de Islamofobia) (Lee, Gibbons, Thompson, & Timani, 2009); sobre suas crenças nas teorias da conspiração, usando a Generic Conspiracist Beliefs Scale (Escala de Crenças Conspiracionistas Genéricas) (Brotherton, French, & Pickering, 2013); e sobre a tolerância à ambiguidade, usando a Tolerance for Ambiguity Scale (Escala de Tolerância à Ambiguidade) (Herman, Stevens, Bird, Mendenhall, & Oddou, 2010).

Os resultados relatam uma relação significativa entre a crença nas teorias da conspiração e a islamofobia, sendo essa relação a que medeia o voto sobre a saída da Inglaterra da União Europeia.

Assim, os autores destacam que a intenção de votar nesta amostra não foi guiada por um sentimento de euroceticismo ou de nacionalismo, mas foi mediada pelo medo gerado por teorias comparativas sobre o islamismo.

Portanto, e de acordo com os dados apresentados, apesar do fato de os eleitores terem de escolher entre permanecer ou não na União Europeia, eles estavam votando se queriam continuar recebendo islamitas que colocariam em risco sua segurança e modo de vida ou se não queriam continuar a recebê-los.

E foi esse medo, gerado pela crença em relação às teorias da conspiração, que mobilizou o eleitorado a dizer "Não" à Europa, sem que houvesse qualquer tipo de rejeição à Europa, às suas instituições ou à população europeia, nem mesmo devido a uma exacerbação do sentimento nacional ou nacionalista, como tentavam "vender" as campanhas a favor da saída da União Europeia (@RevistaSemana, 2020) (ver Ilustração 29).

Portanto, como demonstrado nesta investigação, nesse caso, o medo da insegurança mobilizou o eleitorado a escolher a opção que oferecia, a priori, mais "segurança", interrompendo, com a saída da Europa, a chegada maciça de cidadãos com crenças islâmicas.

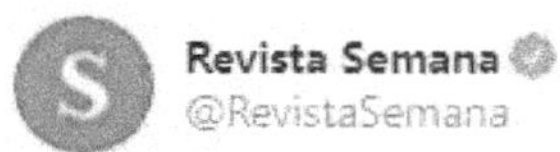

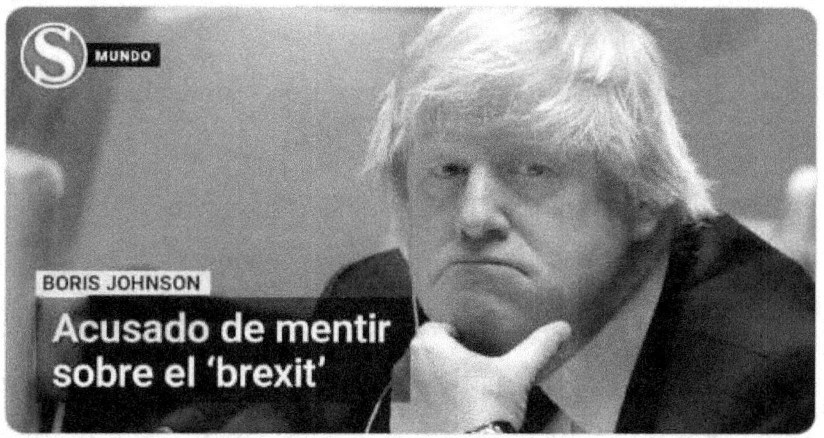

Ilustração 29 Tweet Manipulação do Brexit

Em outras palavras, e além do que já foi descrito, o medo é uma emoção primária que pode ser gerada e se espalhar rapidamente, causando comportamentos "irracionais" que podem até ir contra as normas estabelecidas, comprometendo potencialmente a integridade de parte da sociedade ao, por exemplo, se manifestar na forma de agressões à raça asiática, atribuindo a ela a responsabilidade pela disseminação do vírus pelo mundo.

Com isso, não tentamos justificar nenhum comportamento, mas colocar em perspectiva que as pessoas carregadas por emoções socialmente infectadas podem expressar seus medos agressivamente.

Embora essa fosse uma perspectiva negativa, esse contágio também pode ocorrer em relação às emoções positivas, como seria o caso dos movimentos de solidariedade a que as pessoas "se juntam" sem conhecer muito bem suas motivações, simplesmente porque acreditam que é o que precisam fazer naquele momento, sem perceber que isso se deve ao contágio emocional. É necessário ressaltar a questão das raças mencionadas anteriormente. A partir da biologia, descarta-se a existência de raças diferentes, uma vez que não se encontra uma base genética ou fenotípica que possa diferenciá-las, considerando esse um conceito ambíguo e que leva ao erro

(@CRCiencia, 2018) (ver

Ilustração 30).

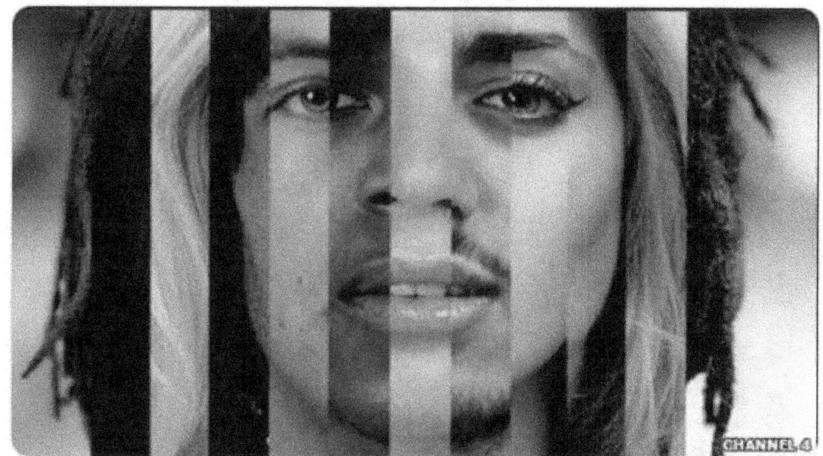

Ilustração 30 Tweet Biologia e Raça

Embora as sociedades sejam geralmente constituídas por indivíduos com características genéticas e físicas mais ou menos semelhantes, o que as faz se identificar como país ou nação são precisamente os aspectos ideológicos, como crenças, valores e, é claro, uma cultura compartilhada.

Embora seja verdade que existem "traços" que são compartilhados por pertencerem à mesma espécie, a maioria deles é mediada pela cultura aprendida desde a tenra idade, um aspecto evidenciado quando viajamos, ao observar como o que é "normal" ou "esperado" em uma localidade não é assim em outra.

Nesse sentido, existe certa polêmica sobre se as emoções são universais ou podem variar dependendo da localidade, ou seja, se é algo cultural ou de alguma forma apoiado por uma base genética.

Em relação ao comportamento, o papel predominante que a aprendizagem tem ao observar as diferenças em função da sociedade é amplamente aceito. Observou-se que mesmo a maneira mais simples de acenar para dizer sim com a cabeça ou movê-la de um lado para o outro para negar algo não é universal, uma vez que existem diferentes variações desse gesto, dependendo do país, como no caso da Bulgária (@RafaelPoulain, 2018) (ver Ilustração 31).

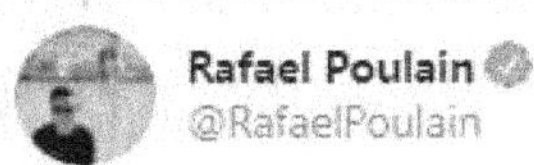

En Bulgaria la gente mueve lo cabeza de arriba a abajo para decir "No" y de un lado a otro para decir "Sí".

#RaFacts

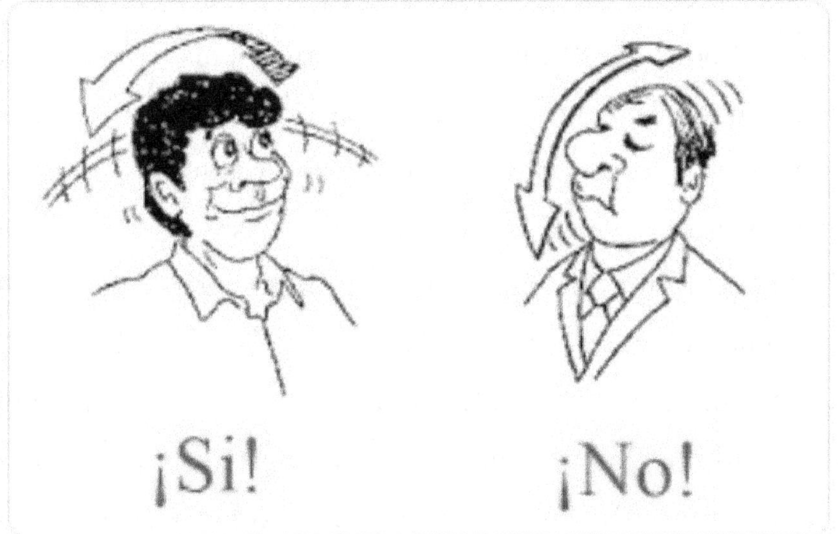

Ilustração 31 Modismo na Bulgária

Dentro desses estudos culturais, enquadra-se a análise de componentes sociais, como o reconhecimento de gestos ou rostos, sendo estes essenciais na comunicação não verbal.

Embora não tenhamos dificuldade em reconhecer as características de uma pessoa em nosso país, isso nos custa mais à medida que nos afastamos geograficamente, daí o ditado "todos os chineses são iguais", pois temos uma dificuldade especial em identificar as características distintivas em sua expressão e até seu rosto. Mas por que todos os chineses parecem iguais para nós?

Foi o que tentou responder uma investigação realizada pela Faculdade de Psicologia e Ciências Cognitivas da Universidade Normal do Leste da China; e a Faculdade de Educação da Universidade de Zhejiang (China); junto do Departamento de Psicologia da Universidade Estadual de Humboldt (EUA); e o Instituto de Neurociência e Psicologia da Universidade de Glasgow (Reino Unido) (Wang et al., 2019).

A pesquisa foi realizada em três etapas. Na primeira, foram selecionados 50 homens e 50 mulheres, todos chineses, de quem foram tiradas seis fotografias do rosto; então, 10 homens e 22 mulheres avaliaram a emoção dos rostos para permanecer apenas com aqueles que eram neutros; por fim, 10 homens e 10 mulheres tiveram que identificar até 14 características faciais em uma escala do tipo Likert de 1 a 7, sendo 1 a baixa presença da característica e 7 a alta presença da característica.

Os resultados mostram que existem duas características que explicam 85% da variância, a primeira a acessibilidade/valência, e a segunda a cordialidade.

Em pesquisas anteriores, verificou-se como o primeiro caso, a característica de acessibilidade/valência, também é usado pela população ocidental e representaria uma face agradável e "inofensiva".

Quanto ao segundo traço, o da cordialidade, não é um elemento usado para distinguir rostos pelos ocidentais, sendo uma característica distintiva no processamento de rostos entre asiáticos.

Por tudo o que foi exposto, pode-se concluir que existe um componente cultural no processamento do rosto que permite que alguns se concentrem mais em alguns recursos do que outros ao diferenciá-los.

Tendo comentado a "dificuldade" de distinguir entre indivíduos de outra raça, e mesmo entre populações com características semelhantes, como filipinos, chineses ou coreanos, todos com pele amarelada e olhos puxados, vale a pena analisar o problema de violência contra esse grupo.

Nesse sentido, deve ser realizada uma análise que leve em consideração a personalidade ou a saúde mental do agressor, bem como suas características sociodemográficas, trabalhistas e até sociais, e o ambiente mais próximo também deve ser analisado para "entender" qual poderia ser o gatilho para esses ataques à referida população.

Muito já se falou sobre o ódio entre raças, fatores associados à imigração ou a um sentimento errôneo de "proteção" nacional, mas tudo isso foram conjecturas; também houve acusações políticas, no sentido de apontar um ou outro como "responsável" por certos sentimentos extremistas.

Alguns analistas indicaram como as opiniões foram radicalizadas nas redes sociais e concretizadas em ideias específicas de como atacar, deixando de lado as discussões mais teóricas, e que precisamente essa concreção poderia ter sido a "fonte de inspiração" para alguns desses agressores. De modo que, sem chegar a nenhuma conclusão, as ideias predominantes nesses momentos para poder "explicar" o fato são de uso político e tecnológico. Mas as redes sociais servem ao radicalismo?

Foi o que tentou responder uma pesquisa realizada pela Universidade de Princeton e pela Universidade de Ithaca e conjunto com o Instituto de Computação da Universidade Maxon, a Universidade de Indiana (EUA) e a Universidade de Qtar (Qtar) (Alizadeh, Weber, Cioffi-Revilla, & Science, 2019).

Nesse caso, trata-se de uma investigação baseada nas publicações do Twitter, uma das redes sociais mais ativas em termos de expressão de emoções.

O estudo incluiu 10.000 contas de usuários, sendo que metade deles se autodenominava liberal, e a outra metade, conservadora.

Foi realizada uma análise de seus textos, excluindo links e retweets, classificando-os de acordo com o nível de "extremismo", comparando os mais e menos extremistas da mesma opção política com os da outra opção política.

Os resultados indicam que aqueles que são mais extremistas, independentemente de sua opção política, compartilham menos emoções positivas e mais negativas em comparação com os não-extremistas, embora essa diferença não tenha sido significativa. Eles também revelaram que os liberais tendem a se expressar mais ansiosamente do que os conservadores. Dentre as limitações do estudo, cabe destacar que os autores excluíram os Retweets, ou seja, aqueles que não foram originalmente criados pelos participantes, aspecto que exclui grande parte da comunicação política, baseada justamente em "repetir" os slogans dos líderes de opinião, sejam eles os próprios políticos ou a equipe das campanhas eleitorais.

Da mesma forma, ao selecionar os participantes,

assumiu-se que cada conta pertencia a uma única pessoa, aspecto que nem sempre corresponde à realidade, pois, às vezes, os indivíduos, principalmente os mais ativos, possuem várias contas para divulgar suas ideias e emoções. Portanto, ao não controlar esse aspecto, o resultado encontrado poderia estar aumentando. Apesar do exposto, trata-se de uma maneira inovadora de lidar com o problema do extremismo disseminado pelas redes sociais.

Em tempos de COVID-19, as comunidades chinesas em diferentes países solicitaram que não fossem estigmatizadas, insultadas ou atacadas, porque estavam sofrendo esse tipo de agressão, sendo acusadas dos efeitos de uma doença que começou a milhares de quilômetros de distância de onde viviam. Assim, em alguns países, elas sofreram atos de vandalismo contra seus estabelecimentos, o que as levou a decidir fechá-los temporariamente para impedir uma escalada. (@PensandoValdem2, 2020) (ver Ilustração 32) e "isolar-se" da população, semelhante ao que aconteceu em algumas escolas, em que os pais chineses decidiram não levar seus filhos às aulas para evitar "mal-entendidos".

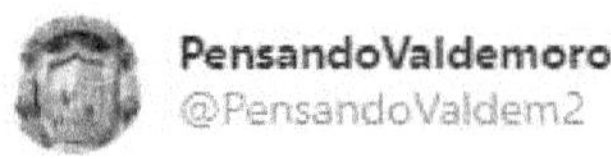

PensandoValdemoro
@PensandoValdem2

Cierran los comercios "chinos" de #Valdemoro. La llegada del #coronavirus a nuestra ciudad parece estar detrás de la causa de este cierre. Los pocos que permanecen abiertos atiende a sus clientes con mascarilas

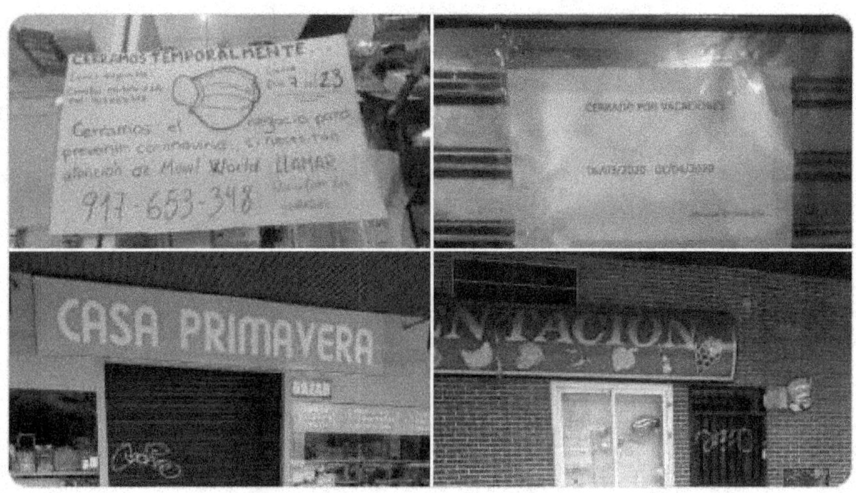

Telenoticias Telemadrid y 9 más

9:43 a. m. · 7 mar. 2020 · Twitter Web App

Ilustração 32 Fechamento dos "chineses"

Lista de Ilustrações

Tweets referenciados

@Cahora. (2020). Canarias Ahora no Twitter: "?? Arranca de un mordisco un trozo de oreja a un hombre que le recriminó un comentario xenófobo hacia un trabajador chino #SUCESOS #GRANCANARIA https://t.co/Q38MF6fP8T https://t.co/rwZc8HdH7H" / Twitter. Acessado em 4 de abril de 2020, em https://twitter.com/Cahora/status/1234787142020325376

@CRCiencia. (2018). CRCiencia no Twitter: "La raza es una idea de agrupamiento social > desde la biología y la genética solo existe una única raza, la humana https://t.co/iqskDVs7ad #Biologia https://t.co/3hWJmhMWx4" / Twitter. Acessado em 4 de abril de 2020, em https://twitter.com/CRCiencia/status/1054437251889934337

@informativost5. (2020). Informativos Telecinco no Twitter: "Temor al coronavirus: le propinan un puñetazo por defender a su amiga china https://t.co/ogWSEkZS71" / Twitter. Acessado em 4 de abril de 2020, em https://twitter.com/informativost5/status/1231573028691152896

@maestrocarlosef. (2019). PRoFe CaRLoS no Twitter: "Y llegó el día, hoy 12 de noviembre de 2019 celebramos el Día contra la obesidad infantil desde el proyecto del @CaMiNoPieFCiToS con la campaña DA UN SALTO CONTRA LA OBESIDAD INFANTIL en la que llenaremos los centros educativos d. Acessado em 4 de abril de 2020, em https://twitter.com/maestrocarlosef/status/1194108678288396291

@minsalud. (2020). Ministério da Saúde no Twitter: "El país se mantiene a cero casos sospechosos y cero casos confirmados de coronavirus (COVID-19). Unámonos a la prevención de esta enfermedad siguiendo estas recomendaciones:? https://t.co/7S4oeZJ9cb" / Twitter. Acessado em 4 de abril de 2020, em https://twitter.com/minsalud/status/1233958380710043651

@Newtral. (2020). Newtral no Twitter: "Mascarillas, viseras e incluso respiradores. Miles de personas con impresoras 3D están intentando ayudar al personal sanitario creando material EPI en sus casas. https://t.co/lSVH3rjmMF https://t.co/peyLSQDWDP" / Twitter. Acessado em 4 de abril de 2020, em https://twitter.com/Newtral/status/1244782470580576257

@PanamericanaTV. (2020). Panamericanatv no Twitter: "Níger: estampida humana durante entrega de alimentos deja al menos 20 muertos https://t.co/I1sVi3aBjb https://t.co/tZAld1tAMb" / Twitter. Acessado em 4 de abril de 2020, em https://twitter.com/PanamericanaTV/status/1229815475586113536

@PensandoValdem2. (2020). PensandoValdemoro no Twitter: "Cierran los comercios "chinos" de #Valdemoro. La llegada del #coronavirus a nuestra ciudad parece estar detrás de la causa de este cierre. Los pocos que permanecen abiertos atiende a sus clientes con mascarilas https://t.co/. Acessado em 4 de abril de 2020, em https://twitter.com/PensandoValdem2/status/1236210961939337217

@RafaelPoulain. (2018). Rafael Poulain no Twitter: "En Bulgaria la gente mueve lo cabeza de arriba a abajo para decir 'No' y de un lado a otro para decir 'Sí'. #RaFacts https://t.co/EFwRsDnknm" / Twitter. Acessado em 4 de abril de 2020, em https://twitter.com/RafaelPoulain/status/101389634344044 9537

@Renzo_Utili. (2020). Renzo no Twitter: "??? ITALIA aisla en rígida Cuarentena a 16 Millones de personas, nadie podrá salir o entrar solo por motivos muy urgentes: mapa https://t.co/jOCVj3DtrS" / Twitter. Acessado em 4 de abril de 2020, em https://twitter.com/Renzo_Utili/status/12366207250181161 01

@RevistaSemana. (2020). Revista Semana no Twitter: "Un tribunal de Londres decidió este miércoles convocar al excanciller @BorisJohnson, candidato favorito para reemplazar a la primera ministra Theresa May, acusado de haber mentido deliberadamente durante la campaña del referénd. Acessado em 4 de abril de 2020, em https://twitter.com/RevistaSemana/status/1133704540409 040896

@RSF_ES. (2020). RSF España no Twitter: "COSTA DE MARFIL | Fuertes multas para dos periodistas por publicar "noticias falsas". RSF expresa su preocupación por este paso atrás en un país que llevaba varios años mejorando en libertad de prensa // Inglés, web de @RSF_inter h. Acessado em 4 de abril de 2020, em https://twitter.com/RSF_ES/status/1246139604132077570

@sanidadgob. (2020a). Ministério da Saúde no Twitter: "?La limpieza adecuada y frecuente de las manos es más eficaz que el uso de guantes, porque: →Usarlos durante mucho tiempo hace que se ensucien y puedan contaminarse →Quitarse los guantes sin contaminarse las manos no. Acessado em 4 de abril de 2020, em

https://twitter.com/sanidadgob/status/12459835625093079
04

@sanidadgob. (2020b). Ministério da Saúde no Twitter: "Nuestras vidas han cambiado de la noche a la mañana con la crisis del #COVID19 en el mundo Es importante: ✔Reconoce tus emociones ✔Genera una rutina ✔Céntrate en lo que puedes hacer ✔Cuídate ✔Desconecta ✔Mantén con. Acessado em 4 de abril de 2020, em https://twitter.com/sanidadgob/status/12435684628087316
58

@SeremiSaludRM. (2020). Secretaria da Saúde RM no Twitter: "#CuidémonosEntreTodos . Respeta la cuarentena en tu hogar. Hazlo por ti y tu familia. Denuncia en ?? https://t.co/TMt3CLXiGV para quienes no lo respeten. https://t.co/juLHxEDxEz" / Twitter. Acessado em 4 de abril de 2020, em https://twitter.com/SeremiSaludRM/status/1243929339248
300032

@shildalys. (2020). ⬛hildaly⬛ no Twitter: "#coronoavirus 24 d enero 2020: #China pone en cuarentena 8 ciudades más en la provincia d Hubei, atrapando a 35 millones de residentes en sus ciudades. Al cierre d esta edición, 2019-nCoV ha matado a 26 pacientes, todos en China. Acessado em 4 de abril de 2020, em https://twitter.com/shildalys/status/1220867654560468998

@SilenciosoVox. (2020). Vamos vencer o vírus⚫ ?? no Twitter: "Holanda eres de PM https://t.co/N13ErnNhJO" / Twitter. Acessado em 4 de abril de 2020, em https://twitter.com/SilenciosoVox/status/124362320590820
1472

@VicentGrimalt. (2020). Vicent Grimalt no Twitter: "Finalmente, la crisis por el coronavirus nos obliga, por razones obvias de prevención, a aplazar la celebración de las Fallas también en #Dénia, según ha acordado el Govern de la Generalitat. Entendemos la decepción y la preocu. Acessado em 4 de abril de 2020, em https://twitter.com/VicentGrimalt/status/12374999636780 89216

Referências

Alizadeh, M., Weber, I., Cioffi-Revilla, C., & Science, S. F. (2019). Psychology and morality of political extremists: evidence from Twitter language analysis of alt-right and Antifa. *Springer*. Disponível em https://link.springer.com/article/10.1140/epjds/s13688-019-0193-9

Beißert, H. M., & Hasselhorn, M. (2016). Individual Differences in Moral Development: Does Intelligence Really Affect Children's Moral Reasoning and Moral Emotions? *Frontiers in Psychology*, 7(DEC), 1961. https://doi.org/10.3389/fpsyg.2016.01961

Brotherton, R., French, C. C., & Pickering, A. D. (2013). Measuring Belief in Conspiracy Theories: The Generic Conspiracist Beliefs Scale. *Frontiers in Psychology*, 4(MAY), 279. https://doi.org/10.3389/fpsyg.2013.00279

Dungan, J. A., Young, L., & Waytz, A. (2019). The power of moral concerns in predicting whistleblowing decisions. *Journal of Experimental Social Psychology*, *85*, 103848. https://doi.org/10.1016/j.jesp.2019.103848

Egloff, B., Schwerdtfeger, A., & Schmukle, S. C. (2005). Temporal stability of the Implicit Association Test-Anxiety. *Journal of Personality Assessment*, *84*(1), 82–88. https://doi.org/10.1207/s15327752jpa8401_14

Greenwald, A. G., McGhee, D. E., & Schwartz, J. L. K. (1998). Measuring individual differences in implicit cognition: The implicit association test. *Journal of Personality and Social Psychology*, *74*(6), 1464–1480. https://doi.org/10.1037/0022-3514.74.6.1464

Hendin, H. M., & Cheek, J. M. (1997). Assessing hypersensitive narcissism: A reexamination of Murray's Narcism Scale. *Journal of Research in Personality, 31*(4), 588–599.

Herman, J. L., Stevens, M. J., Bird, A., Mendenhall, M., & Oddou, G. (2010). The Tolerance for Ambiguity Scale: Towards a more refined measure for international management research. *International Journal of Intercultural Relations, 34*(1), 58–65. https://doi.org/10.1016/j.ijintrel.2009.09.004

Holland, P. C., & Gallagher, M. (1993). Effects of Amygdala Central Nucleus Lesions on Blocking and Unblocking. *Behavioral Neuroscience, 107*(2), 235–245. https://doi.org/10.1037/0735-7044.107.2.235

Holland, P. C., & Gallagher, M. (1999, February 1). Amygdala circuitry in attentional and representational processes. *Trends in Cognitive Sciences*, Vol. 3, pp. 65–73. https://doi.org/10.1016/S1364-6613(98)01271-6

Hübner, G., Mohs, A., & Petersen, L. E. (2014). The Role of Attitude Strength in Predicting Organ Donation Behaviour by Implicit and Explicit Attitude Measures. *Open Journal of Medical Psychology, 03*(05), 355–363. https://doi.org/10.4236/ojmp.2014.35037

Infante, D. A., & Wigley, C. J. (1986). Verbal aggressiveness: An interpersonal model and measure. *Communication Monographs, 53*(1), 61–69. https://doi.org/10.1080/03637758609376126

Kohlberg, L. (1969). *Stage and sequence; The cognitive-developmental approach to socialization.*

Lang, P., Bradley, M., Cuthbert, B., Lang, P., Bradley, M., Cuthbert, B., ... Simons, R. (1997, January 1). *Motivated attention: affect, activation and action.*

Lazar, J. N., & Pearlman-Avnion, S. (2014). Effect of Affect Induction Method on Emotional Valence and Arousal. *Psychology*, *05*(07), 595–601. https://doi.org/10.4236/psych.2014.57070

Lee, S. A., Gibbons, J. A., Thompson, J. M., & Timani, H. S. (2009). The Islamophobia scale: Instrument development and initial validation. *Ethics and Behavior*, *19*(2), 92–105. https://doi.org/10.1080/10508610802711137

Levine, T. R., & Mccroskey, J. C. (1990). Measuring Trait Communication Apprehension: A Test Of Rival Measurement Models Of The Prca-24. *Communication Monographs*, *57*(1), 62–72. https://doi.org/10.1080/03637759009376185

Li, M., Taylor, E. G., Atkins, K. E., Chapman, G. B., & Galvani, A. P. (2016). Stimulating influenza vaccination via prosocial motives. *PLoS ONE*, *11*(7), e0159780. https://doi.org/10.1371/journal.pone.0159780

Luhtanen, R., & Crocker, J. (1992). A collective self-esteem scale: Self-evaluation of one's social identity. *Personality and Social Psychology Bulletin*, *18*(3), 302–318. https://doi.org/10.1177/0146167292183006

Norton, M. I., Mochon, D., & Ariely, D. (2012). The IKEA effect: When labor leads to love. *Journal of Consumer Psychology*, *22*(3), 453–460. https://doi.org/10.1016/j.jcps.2011.08.002

Phelps, E. A., O'Connor, K. J., Cunningham, W. A., Funayama, E. S., Gatenby, J. C., Gore, J. C., & Banaji, M. R. (2000). Performance on indirect measures of race evaluation predicts amygdala activation. *Journal of Cognitive Neuroscience*, *12*(5), 729–738.

https://doi.org/10.1162/089892900562552

Pommier, E., Neff, K. D., & Tóth-Király, I. (2020). The Development and Validation of the Compassion Scale. *Assessment, 27*(1), 21–39.

Salazar, L. R. (2016). The relationship between compassion, interpersonal communication apprehension, narcissism and verbal aggressiveness. *The Journal of Happiness and Well-Being,* *4*(1), 1–14. Disponível em http://www.journalofhappiness.net/article/the-relationship-between-compassion-interpersonal-communication-apprehension-narcissism-and-verbal-aggressiveness

Swami, V., Barron, D., Weis, L.& Furnham, A. (2018). To Brexit or not to Brexit: The roles of Islamophobia, conspiracist beliefs, and integrated threat in voting intentions for the United Kingdom European Union. *British Journal of Psychology,* *109*(1), 156–179. https://doi.org/10.1111/bjop.12252

van den Bos, R., Jolles, J. W., & Homberg, J. (2013, June 5). Social modulation of decision-making: A cross-species review. *Frontiers in Human Neuroscience*, Vol. 7, p. 301. https://doi.org/10.3389/fnhum.2013.00301

Wang, H., Han, C., Hahn, A. C., Fasolt, V., Morrison, D. K., Holzleitner, I. J., ... Jones, B. C. (2019). A data-driven study of Chinese participants' social judgments of Chinese faces. *PLoS ONE,* *14*(1). https://doi.org/10.1371/journal.pone.0210315

Weiß, R. H., Osterland, J., & Cattell, R. B. (1977). *Grundintelligenztest Skala 1: CFT 1*. Westermann.

Wukmir, V. J. (1967). *Emoción y sufrimiento: endoantropología elemental*. Editorial Labor.

Capítulo 3. Saúde Mental e Confinamento

Embora o confinamento possa ser uma das medidas mais midiáticas e até impopulares, especialmente quando pela primeira vez na história o governo chinês fechou uma de suas províncias, impedindo a livre circulação de seus habitantes e ordenando que eles se trancassem em suas casas, permitindo que saíssem apenas para conseguir comida.

Situação sem precedentes até o momento, mas justificada pelas autoridades de saúde como forma de combater a expansão da COVID-19 e, assim, reduzir a possibilidade de infectar outros cidadãos. Além disso, dessa forma, o restante do país é "protegido" da expansão da doença.

Medida adotada pela Itália quando o número de afetados cresceu incontrolavelmente e, depois, por muitos outros países, com mais ou menos restrições.

Se nos colocarmos no lugar de um cidadão comum dessa localidade, perceberemos o que significa, noite para o dia, ficar limitado em seus deslocamentos, trancado em sua própria casa por dias, sem saber quanto a situação vai durar ou se essa medida é eficaz.

Além disso, somente quem tem recursos financeiros e até quem trabalha on-line não enfrenta o dilema de como pagar as contas depois de ficar sem o pouco dinheiro que tem, já que de nenhuma maneira será possível ir trabalhar, porque está tudo fechado.

Pelo menos essa é a situação que milhões de habitantes viveram por meses, com a incerteza adicional de não saber como o vírus é transmitido e se eles próprios estão infectados ou não.

Uma situação de estresse mantida ao longo do tempo, que marcará cada um de maneira diferente em virtude de suas próprias características psicológicas, que em alguns casos trará consequências de médio e longo prazo, uma vez superada a quarentena.

Assim, é previsível que ocorra um número maior de casos de depressão ou estresse pós-traumático em relação à população que não precisou passar pelo referido confinamento domiciliar, como foi observado entre os isolados no caso da Síndrome Respiratória Aguda Grave, que é da família dos coronavírus que causam pneumonia grave e apareceu em 2003 (Luna, 2020).

Portanto, as organizações internacionais e os grupos profissionais de psicólogos estão oferecendo recomendações destinadas a preservar a saúde mental daqueles que precisam ficar confinados em suas casas por meses.

Assim, procurou-se ocupar os cidadãos com atividades de lazer, além de recomendar levar uma vida regrada em termos de alimentação, higiene e esporte, adaptada a cada idade. Nesse sentido, certamente você ouviu a expressão "mens sana in corpore sane", o que significa que, para ter uma saúde mental adequada, você também precisa cuidar do corpo físico, um aspecto que às vezes não é levado muito em consideração e, na hora de fazer isso, surge uma série de perguntas: é preciso se exercitar diariamente? Que tipo de exercício seria o mais adequado? Quanto tempo deve ser dedicado ao exercício? Essas são perguntas comuns que devem ser respondidas.

Antes do aparecimento da COVID-19, quando alguém era perguntado na rua por entrevistadores que coletavam informações sobre hábitos saudáveis dos cidadãos, a falta de tempo era mencionada como a principal causa para a falta do exercício diário, mas, nas atuais circunstâncias de confinamento, o tempo não é mais uma desculpa, como refletem as recomendações oficiais (@ConsejoCOLEF, 2020) (ver Ilustração 33).

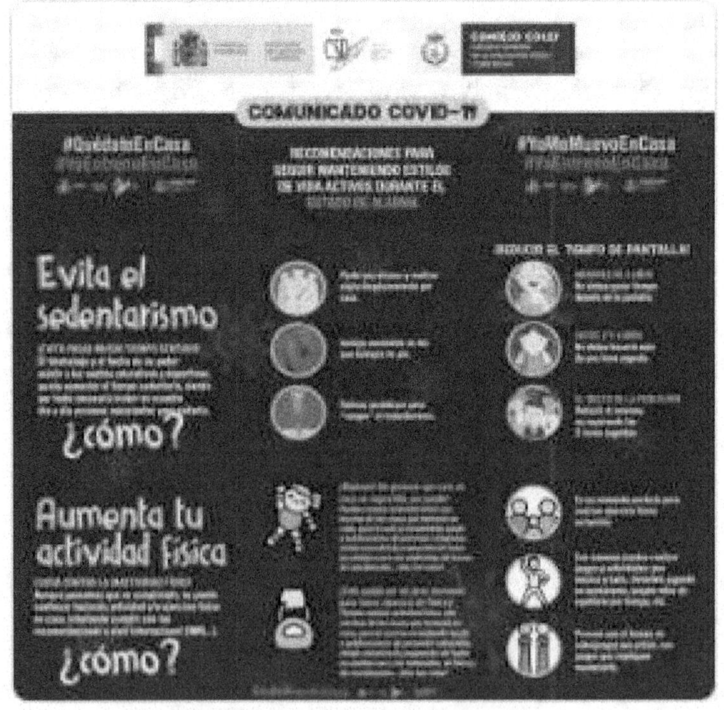

Ilustração 33 Tweet Esporte no Confinamento

Se há algo claro, são os muitos benefícios do exercício diário em um nível moderado na oxigenação do organismo, além de ajudar a tonificar e manter a flexibilidade adequada. Mas o exercício realmente ajuda o cérebro?

Isso é o que se tentou descobrir com uma investigação realizada pelo Hospital Punan Shanghai; Universidade de Esportes de Xangai; e Universidade de Esportes de Tianjin (China) (Pi et al., 2019).

Participaram do estudo 46 homens com idades entre 19 e 22 anos, sendo 21 deles profissionais do basquete que treinavam em média seis horas por dia, cinco dias por semana. Os demais, que formaram o grupo de controle. eram estudantes universitários que não praticavam nenhum esporte frequentemente.

Todos foram submetidos a uma análise utilizando um tensor de difusão, na qual é obtida a densidade da substância branca que permite a interconectividade entre áreas, regiões e hemisférios.

Os resultados da comparação entre atletas e não atletas mostram que os esportistas têm rotas mais curtas entre as regiões, o que facilita sua eficácia nas execuções, observando como os circuitos envolvidos nas tarefas associadas à referida prática esportiva são especialmente otimizados para a atenção e o processamento visual.

Esses são aspectos fundamentais desse esporte, que

não consiste apenas em arremessar em direção à cesta, (para o que é necessário "enxergar bem" a cesta). Em uma partida, a maior parte do tempo é usada para passar a bola ou tirá-la do adversário, portanto, é necessário estar atento aos sinais dos companheiros de equipe que vão passar a bola, às instruções do técnico e ver as trajetórias das bolas nas mãos dos adversários para interceptá-las.

Além disso, o resultado anterior está significativamente relacionado ao número de anos de treinamento. Assim, mais anos de treinamento representam maior desempenho em nível cerebral.

Portanto, e sem chegar à necessidade de ser um atleta profissional, pode-se dizer que a prática diária, mesmo que moderada, ajudará nosso cérebro a otimizar vários processos, dependendo do esporte escolhido.

Portanto, é aconselhável realizar algum tipo de atividade com a qual melhorar e tonificar o corpo, além de manter um cérebro "saudável" e otimizado, reduzindo assim as horas de sedentarismo associadas a certos problemas de saúde, que o exercício também prevenirá.

Emoções durante o Confinamento

Se algo caracterizou a sociedade ocidental, especialmente na última década, foi a busca da felicidade, sobre o que foram escritos centenas de manuais de autoajuda que tentam ensinar a descobrir a felicidade pessoal.

Embora cada autor a tenha definido de maneira diferente e tenha estabelecido um "caminho" diferente para alcançá-la, eles concordam que é uma necessidade social, à qual deve ser dada uma resposta. Parece que todos devem alcançar a felicidade, como se fosse uma norma social. Mas quem não gostaria de ser feliz?

Existem muitas demandas sociais estabelecidas para ter uma "vida boa", não bastando ter um emprego, uma casa ou um carro, embora essa seja uma abordagem que se poderia fazer. Quando as circunstâncias mudam, como com as medidas de confinamento adotadas, e os objetivos e desejos anteriormente realizados agora parecem "irrealistas" e a incerteza sobre a doença e o que acontecerá em seguida afetam as pessoas, seria interessante perguntar: não alcançar a felicidade pela qual se tem trabalhado e lutado há tanto tempo pode levar à depressão?

Foi exatamente isso o que se tentou descobrir em uma pesquisa da Escola de Psicologia da Universidade de New South Wales, em conjunto com a Universidade Católica Australiana (Austrália) e o Departamento de Psicologia da Universidade de Leuven (Bélgica). (Bastian et al., 2015).

O estudo envolveu 200 estudantes universitários belgas, com uma faixa etária de 17 a 24 anos, dos quais 110 eram mulheres, extraídos de uma amostra total de 786 voluntários. Foram avaliadas as expectativas sociais de todos eles, principalmente em relação às emoções negativas, como solidão, depressão, tristeza ou ansiedade; assim, a presença de sintomas depressivos foi mensurada usando a escala padronizada denominada Center for Epidemiological Studies Depression (Radloff, 1977); e o nível de solidão percebida também foi avaliado através da UCLA Loneliness Scale (Escala de Solidão da UCLA) (Russell, 1996).

Além disso, todos os participantes passaram por uma situação em que foram emocionalmente manipulados, fazendo com que o aluno se sentisse melhor ou pior consigo mesmo.

Os resultados mostram que os estudantes que têm maiores expectativas sociais para alcançar a felicidade são os que têm mais dificuldade em alcançá-la, o que provoca neles sentimentos de solidão e depressão. Por outro lado, os estudantes que tinham baixas expectativas sociais sobre a possibilidade de alcançar a felicidade se mostraram mais tolerantes no caso de não a alcançar, não apresentando os sentimentos de solidão e depressão de maneira tão marcante.

Resultados que permitem refletir sobre as demandas sociais e sobre como, nessas situações, em vez de facilitar o caminho para a felicidade, às vezes acabamos atrapalhando, ao pedir mais do que a pessoa pode alcançar, tornando-a um "fracasso social". Isso acarreta sentimentos negativos que podem levar à depressão.

São demandas internalizadas. No caso atual de muitos países em confinamento, significa que aqueles que perderam o emprego podem experimentar sentimentos e pensamentos negativos de fracasso pessoal, porque continuam sendo medidos pelo mesmo critério de "sucesso social" anterior ao confinamento.

Essa situação afetou os trabalhadores que, devido à natureza temporária de seus contratos ou pelas características de suas ocupações, têm dificuldade na conversão de suas atividades em teletrabalho. Isso apenas agrava a situação precária que estão enfrentando, tornando o confinamento o gatilho para um problema. saúde mental, que pode começar com o aparecimento de sintomas depressivos, juntamente com um forte sentimento de infelicidade pessoal (@diariodeburgos, 2020) (ver Ilustração 34).

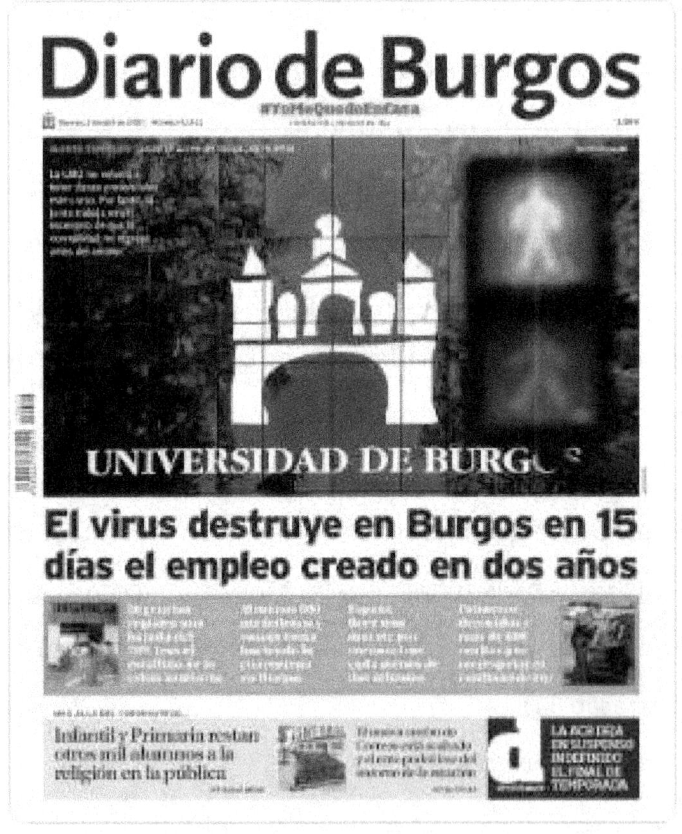

Ilustração 34 Tweet Desemprego pelo Confinamento

148

Uma variável importante e fundamental quando se trata de relacionar experiências de vida com emoções é a Inteligência Emocional. Portanto, um treinamento adequado durante a infância permitirá que a pessoa tenha as ferramentas necessárias para enfrentar a frustração causada por não conseguir alcançar expectativas sociais de felicidade, quando a felicidade não é alcançada.

A felicidade, como vimos, está intrinsecamente relacionada às emoções. Mas o que acontece com a felicidade quando a pessoa é submetida a distúrbios emocionais?

O estado de humor é a maneira como lidamos com as atividades diárias e como responde às dificuldades que surgem.

O saudável é adaptar o estado às circunstâncias, para que seja possível requerer um certo nível de atividade mais alta em alguns momentos, seja para dar uma resposta rápida ou energética; em vez disso, outras vezes, elas devem ser calmas e lentas.

Assim, cada um ao longo do dia geralmente passa por quase todos os estados de humor, com momentos de maior ou menor intensidade de ativação pessoal, dependendo das circunstâncias que cercam o indivíduo.

Mas quando esses estados são alterados, respondemos de maneira injusta às exigências do momento, ou seja, de maneira inadequada, com superatividade ou inatividade, apesar do fato de as circunstâncias não o exigirem.

Isso não apenas comprometerá a eficácia do trabalho realizado, mas também afetará as relações sociais, familiares e entre casal.

Essas mudanças do estado de humor podem se tornar "crônicas", levando a pessoa a manter um alto nível contínuo de ativação. O consequente gasto na saúde causa irritabilidade, repetição de tom e até agressividade, como pode ser observado em transtornos de ansiedade, onde há um nível contínuo e alto de ativação não justificado pelas circunstâncias.

Quando uma resposta de baixa atividade é crônica, os relacionamentos sociais, familiares e pessoais são prejudicados, mas pelo sintoma contrário, a passividade excessiva, o que pode levar à inação e à dependência absoluta dos outros para realizar as tarefas mais simples. É o que acontece no transtorno de depressão maior, em que um estado relaxado e descontraído se torna crônico e parte do modo de agir do indivíduo.

Estes são os casos mais frequentes envolvidos no aparecimento de transtornos do humor, embora também possa ocorrer uma combinação entre os dois estados, passando de depressivo para maníaco. Nesse caso, seria um transtorno bipolar, no qual o que predomina é exatamente a mudança constante do estado de humor, desajustado de acordo com as circunstâncias.

A mudança repentina de estado, sem qualquer sinal, ou a intensidade de alguns episódios, tanto maníacos como depressivos, podem desconcertar e até confundir as pessoas próximas.

Embora atualmente existam tratamentos específicos para o controle dos sintomas, o que proporciona um período mais longo de tempo estável, esse tratamento às vezes é abandonado pelos pacientes.

Acreditar estar "curado" ou "não precisar" mais do tratamento são os principais motivos argumentados para interromper o uso da medicação. Mas como os pacientes com Transtorno Bipolar experimentam sua psicopatologia?

Isso foi o que tentou descobrir o Departamento de Psicologia da Universidade de Kumaun (Índia) (Chandola, 2016).

O estudo envolveu 40 pacientes diagnosticados com transtorno bipolar e 40 sem esse transtorno, que atuariam como um grupo de controle para comparação; todos foram convidados a preencher o Dimension Personality Inventory (Inventário Dimensional da Personalidade) (Bhargawa, 2012).

Os resultados mostram diferenças significativas em termos de gênero (maior incidência em mulheres); e idade (maior incidência entre adultos de 40 a 50 anos e jovens de 20 a 30 anos). Mas não foram encontradas diferenças significativas entre a avaliação de pacientes com transtorno bipolar e o grupo de controle.

Os autores do estudo apontam que o achado é inesperado, pois, diferentemente de outras psicopatologias em que há sintomas menos evidentes, nas quais o paciente é consciente e sofre por sua doença. No caso do transtorno bipolar, em que existe uma dualidade de sintomas óbvios para qualquer pessoa externa, essa situação não causa sofrimento psicológico.

Assim, sofrer desse distúrbio em uma situação como o confinamento por dias e dias pode levar a uma série de problemas no referido paciente, tanto em termos de adesão ao tratamento, com uma tendência a abandoná-lo e, com isso, aumentar seus sintomas; como no que diz respeito à convivência com outros familiares ou cuidadores, que sofrerão com o abandono do medicamento, sendo, em alguns casos, o alvo de episódios maníacos que o paciente bipolar sofrerá (@ma_pureza, 2020) (ver Ilustração 35).

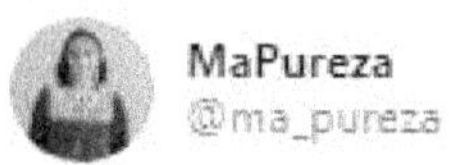

MaPureza
@ma_pureza

Hoy, en el Día Mundial del Trastorno Bipolar, hagamos conciencia sobre esta enfermedad. El aislamiento puede ser desafiante para muchos, pero es un reto para aquellos que tienen enfermedades mentales. Tengamos empatía con aquellos que las sufren.

(📷bit.ly/2Uxxiu1)

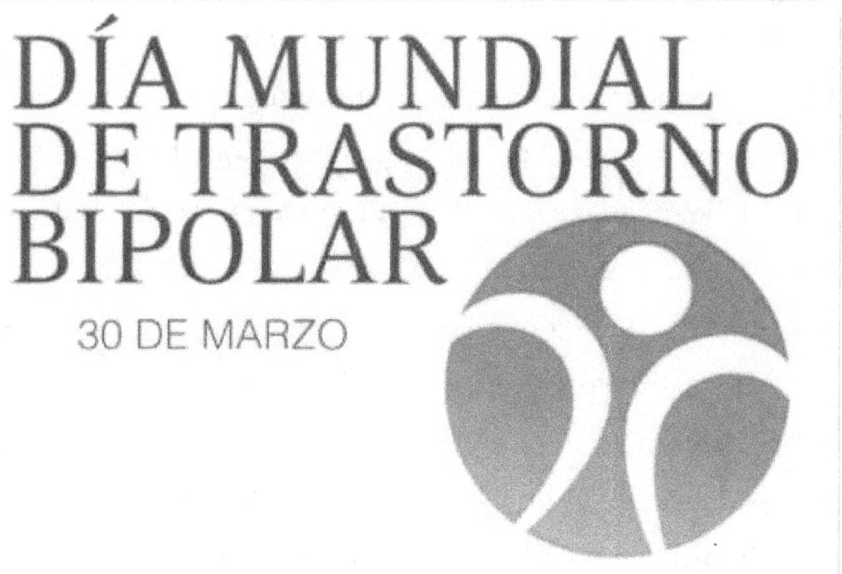

12:27 a. m. · 31 mar. 2020 · Twitter for iPhone

Ilustração 35 Tweet T. Bipolar no Confinamento

Antes de atingir esses extremos nos quais a emoção se torna crônica no paciente, muito pode ser feito para recuperar um tom emocional adequado às circunstâncias, fortalecendo a Inteligência Emocional, para que não sinta a mesma ativação ou inativação de maneira contínua e se adapte aos estados tensos ou relaxados em função das circunstâncias de cada momento.

Uma intervenção terapêutica adequada, às vezes associada a um tratamento farmacológico controlado, ajudará a pessoa a recuperar sua vida normal e, com ela, as relações sociais, familiares e de casal que tanto sofreram com a doença, permitindo, em resumo, que o indivíduo recupere um estado mental adequado que lhe permita sentir a felicidade novamente.

Mas a felicidade pode ser dificultada por outros tipos de sentimento, como a culpa, que é uma emoção da qual temos consciência que surge quando sabemos que fizemos algo impróprio ou deixamos de fazer algo devido. Ou seja, aparece como um sentimento de responsabilidade, tanto por ação quanto por omissão.

Para que esse sentimento surja, é necessário que a pessoa tenha um certo nível de moralidade ou, pelo menos, uma consciência de que o que está sendo feito não atende às expectativas socialmente esperadas ou que a negligência da ação não é desejável.

Atualmente, entende-se que o sentimento de culpa, como a dor, pode ser positivo ou negativo. Ou seja, a dor serve como um aviso de que algo está errado com o corpo e que um "remédio" deve ser usado para superar. Isso seria uma dor "positiva"; o negativo é quando essa mesma dor é mantida ao longo do tempo, mesmo quando já foram tomadas medidas para superá-la.

Exatamente o mesmo acontece com o sentimento de culpa. Ele é ativado quando fazemos algo que sabemos ser errado, de acordo com nossa própria moralidade, ou que deixamos de fazer algo devido. Isso deveria levar a uma reflexão sobre o que nos leva a cometer um erro e a tentar remediar isso como for possível, com a intenção de não voltar a cometer o mesmo erro depois de ter "aprendido a lição". Dessa forma, seria algo positivo, pois serviria para refletir e crescer como pessoa, aprendendo com os erros.

O aspecto negativo é quando esse sentimento de culpa permanece por muito tempo, mesmo quando um "remédio" já foi aplicado ao que o provocou, tornando-se, assim, um "calvário", fazendo que a pessoa se sinta mal consigo mesma por algo que não consegue "esquecer".

Assim, as pessoas que têm esses sentimentos de culpa "estagnados", incorporados ao seu modo de ser, experimentam uma série de problemas de saúde associados a essa tensão contínua ao longo do tempo, como dores de cabeça ou dor de estômago, opressão no peito e peso dos ombros.

Da mesma forma, essas pessoas tendem a um modo de pensar bastante extremo, entre preto e branco, bom e ruim, sem perceber as nuances das circunstâncias. Elas têm pensamentos intrusivos de autocensura e agressividade contra si mesmas. Mas, quando falamos de sentimentos de culpa negativos, é possível distinguir entre três modalidades:

A primeira, em que a pessoa se culpa por "tudo de ruim no mundo", tenha relação com ela ou não, é o que também chamamos de locus interno de controle. Nessa situação, a pessoa acredita ser responsável pelas consequências de tudo que acontece ao seu redor, mesmo que em muitas ocasiões as circunstâncias não dependam do que ela faz ou deixa de fazer, mas da intervenção de terceiros.

A segunda modalidade é aquela em que todos são culpados por tudo, mesmo quando não participaram do ato, e a pessoa em questão não assume a responsabilidade por nenhum de seus atos ou suas consequências. A essa modalidade denominamos locus externo de controle, sendo coloquialmente chamada de "arremessar para fora". Ela consiste em sempre culpar alguém por tudo que dá errado, seja um colega de trabalho ou um parceiro, e é um comportamento mais típico de pessoas "imaturas", que permaneceram em um estágio inicial de desenvolvimento moral, onde identificam o bem consigo mesmo e o mal com os outros.

Uma terceira abordagem é desculpar as próprias responsabilidades e as dos outros, culpando tudo pelas circunstâncias da vida, como se elas tivessem sua própria "entidade" e fossem feitas e desfeitas "por capricho", sendo a isenção usada por aqueles que eles têm pouca moralidade, no sentido de que, não importa o que façam, não se sentirão responsáveis pelos resultados e continuarão fazendo o que quiserem. Um exemplo disso seria a pessoa que se justifica dizendo que "a vida me fez assim" e, portanto, não se preocupa em melhorar ou mudar, fazendo o que quer sem sentir nenhum remorso.

Em nenhum dos sentimentos negativos de culpa descritos acima é feita uma análise das circunstâncias que levaram ao erro nem se assume a parte de responsabilidade que lhe cabe pelas consequências que a ação ou inação acarretou. Assim, se não serviu para refletir e aprender, da próxima vez que surgir uma situação semelhante, o mesmo erro será cometido novamente.

Qualquer uma das três situações acima só vai prejudicar o desenvolvimento normal do indivíduo, gerando conflitos onde quer que ele esteja, seja no local de trabalho, na família ou em casal, uma vez que esses sentimentos de culpa também serão acompanhados por um comportamento de acordo: no primeiro caso, de inatividade, para não "causar mais dano ao mundo", evitando o contato com o exterior; nos outros dois, a procura por atender aos próprios interesses sem olhar além.

E, é claro, essa culpa, como acontece com a frustração ao não atingir os objetivos esperados, impedirá a pessoa de desfrutar de um estado de felicidade; portanto, é necessário primeiro "consertar" suas emoções para estar livre na busca pelo caminho da felicidade.

Mas, quando se fala em uma população de milhões de pessoas confinadas em seus lares, quem pensa em felicidade? Embora possa parecer estranho, não só é possível, mas também é adequado, sem se concentrar exclusivamente nos aspectos negativos das circunstâncias atuais. Por isso o governo mudou sua programação televisiva para incluir espaços humorísticos, inclusive fazendo séries cômicas sobre a situação atual para torná-la mais suportável aos cidadãos enquanto dura o confinamento. (@RTVE_Com, 2020) (ver Ilustração 36).

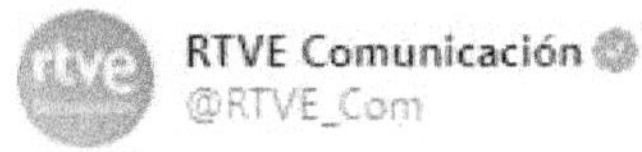

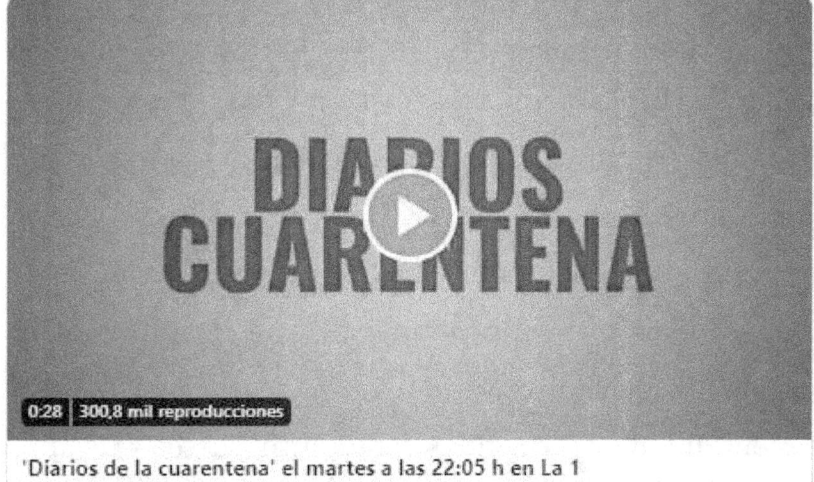

Ilustração 36 Tweet Humor na Quarentena

Há anos se fala sobre os benefícios de ser uma pessoa positiva, especialmente na esfera social, embora algumas vezes esse termo seja confundido com otimista, sendo que o termo positivo se refere a um tipo de pensamento, e o segundo é uma característica da personalidade.

Pensamentos positivos são aqueles que nos fazem apreciar o que temos ao nosso redor, pensar que tudo vai dar certo e que o esforço será recompensado.

Da mesma forma, o pensamento positivo permite acreditar que outros serão consistentes e justos em suas avaliações. Esses pensamentos se opõem ao negativo, em que tudo é injusto, feio, inapropriado; priorizando sentimentos de inveja, autocrítica e falta de autoestima.

Ter um tipo de pensamento ou outro desempenhará um papel fundamental na maneira como os outros nos percebem e reagem a nós. Portanto, pessoas positivas são frequentemente valorizadas, enquanto pessoas negativas são frequentemente "marginalizadas" e abandonadas. Por isso, é socialmente mais "lucrativo" ser positivo. Mas qual é o papel dos pensamentos positivos no campo da saúde?

Foi o que procurou responder uma pesquisa realizada pelo Departamento de Educação Especial da Universidade de Tessália (Grécia) (Karampas, Michael, & Stalikas, 2016).

O estudo envolveu 395 cadetes da academia do exército

grego, com idades entre 18 e 22 anos, dos quais 123 eram mulheres.

Todos eles preencheram um questionário padronizado para avaliar a resiliência denominado Connors-Davidson Resilience Scale (Escala de Resiliência Connors-Davidson) (Connor & Davidson, 2003); outro para avaliar os pensamentos positivos, com a Positive and Negative Affect Scale (Escala de Afeto Negativo e Positivo) (Watson, Clark, & Tellegen, 1988) e outro para avaliar a saúde geral, com o The General Health Questionnaire-28 (Questionário de Saúde Geral-28) (Goldberg & Hillier, 1979).

Os resultados mostram uma correlação significativa entre pensamentos positivos e resiliência. Ou seja, com maior quantidade de pensamentos positivos, a pessoa sente mais capaz de superar qualquer dificuldade na vida. Também foram obtidas correlações significativas entre pensamentos positivos e a saúde geral do participante, ou seja, pessoas positivas eram mais saudáveis do que aquelas com pensamentos negativos.

Deve-se levar em conta que o estudo foi realizado com uma população muito específica, cadetes militares, sujeitos a um nível de demanda e estresse muito mais elevados do que o restante da população. Portanto, com a exceção mencionada, podemos concluir que pensamentos positivos servirão para impedir a deterioração da doença daquelas pessoas que são submetidas a altos níveis de pressão e ansiedade.

No caso daqueles que estão confinados em casa, embora essa situação não possa inicialmente ser considerada estressante, pois estão em casa com seus entes queridos e seus pertences, a incerteza sobre quando esse confinamento terminará e, acima de tudo, quando terminará a razão da crise de saúde que provocou essa crise, faz com que essa situação se torne agoniante e até estressante para alguns.

O confinamento não serve para combater a COVID-19 nem para mitigar seus efeitos se alguém estiver infectado, mas pode ajudar a manter um estado geral de saúde em melhores condições, um aspecto destacado como fundamental por autoridades sanitárias para fortalecer as defesas, ao mesmo tempo em que incentivam uma alimentação saudável.

De forma que, se o organismo tiver que enfrentar a doença, poderá fazê-lo nas melhores condições possíveis.

Depressão no Confinamento

Um dos problemas que podem ser vistos com mais frequência na consulta é em relação às emoções, seja por superativação, no caso de estresse e ansiedade, ou por sua inibição, no caso de tristeza e depressão. Mas não é apenas que as pessoas estejam mais sensíveis a esses problemas e, por isso, estejam indo mais frequentemente à consulta psicológica, mas também são os problemas sofridos mais comuns, muito mais do que qualquer outro distúrbio do campo da saúde mental.

Tristeza é um estado pelo qual a pessoa deixa de se sentir "plena" ou ao menos "normal", considerada uma das emoções básicas, junto da felicidade ou do medo.

São muitos os motivos que podem gerar tristeza, desde a perda de um ente querido até não ter atingido uma meta desejada, mas talvez o mais grave seja a presença de uma doença, principalmente se for incurável ou crônica.

A relação entre saúde física e mental há muito tempo deixou de estar em discussão. Quando alguém sofre de uma doença física, isso afeta diretamente seu estado de espírito e outras áreas, incluindo como a pessoa se relaciona consigo mesma e com os outros.

Quando você se sente mal, por exemplo, por sofrer de uma doença crônica, isso pode alterar significativamente seu estado de humor, levando até à depressão.

Mas quando os sintomas da depressão aparecem, a situação piora, pois os efeitos que exercem sobre a saúde são importantes, reduzindo a qualidade de vida da pessoa. Há uma diminuição do estado de humor, mas também do sistema imunológico, o que permite que o paciente entre em um círculo vicioso.

Quanto pior ele está fisicamente, pior se sente psicologicamente. E quanto mais sintomas depressivos apresenta, pior seu corpo responde, prejudicando a sua recuperação.

As consequências desse círculo vicioso são agravos dos sintomas, piorando a qualidade de vida do paciente, tornando-o menos tolerante ao que lhe acontece e com pior prognóstico, em comparação com outro que não apresenta esses sintomas depressivos.

Daí a importância de detectar os primeiros sintomas da depressão para poder tratá-los o mais rápido possível, para que não avancem e prejudiquem mais a saúde.

A depressão, com base em sua origem, pode ser distinguida entre exógena e endógena. No primeiro caso, a depressão viria de eventos "negativos" externos experimentados pela pessoa e que afetam seu humor. Por exemplo, uma separação sentimental ou a perda de um ente querido, quando a tristeza se estende para além do período de luto.

Entre os muitos efeitos da depressão, pode-se constatar que ela se caracteriza por sentimentos de culpa, desesperança e inutilidade, com pensamentos negativos; além de aumentar a sensibilidade à dor, com desconforto persistente, problemas digestivos, fadiga, irritabilidade, perda de interesse pelo que você gostava anteriormente, dificuldade de concentração e distúrbios do sono, que podem ser afetar afetados por excesso ou pela falta.

E embora a relação entre saúde física e psicológica tenha sido estabelecida há muito tempo, novas descobertas estão sendo feitas; até agora, sabia-se que, quando "maltratamos" o corpo com muita pressão, isso causava um grande desgaste e, portanto, havia mais possibilidades de ele "falhar" prematuramente.

Pelo menos, isso foi confirmado por estudos desde a década de 1960, quando surgiu o termo Personalidade Tipo A para definir indivíduos especialmente competitivos, inquietos e com altos níveis de estresse e ansiedade no dia a dia.

Verificou-se que essas pessoas tinham maior chance de sofrer alguma patologia cardíaca, como um ataque cardíaco, que, se ocorrer, não apenas aumenta a possibilidade de ter outro ataque cardíaco, mas também enfraquece significativamente esse importante músculo como o coração, podendo encurtar meses e até anos de vida.

Por outro lado, o termo personalidade do tipo B surgiu como uma personalidade protetora da saúde, caracterizada por um indivíduo calmo, com uma mente pacífica, governado pelos valores da cooperação e da criatividade, podendo ser igualmente eficaz em suas tarefas.

Nesse caso, o coração, longe de sofrer os "golpes" diárias, parece estar protegido e, com isso, ocorrem menos ataques do que nos indivíduos de personalidade tipo A. Mas o que acontece com quem sofre de depressão?

Isso foi o que tentou responder um estudo da Escola de Psicologia Experimental da Universidade de Bristol (Inglaterra) (Thomson, 2014). Para isso, foi realizado um estudo do qual participaram 1.413 pessoas, das quais 785 sofriam de depressão (480 endógenas e 205 reativas), cuja idade média variava de 44 a 58 anos, nos que sofriam de depressão reativa e depressão endógena, respectivamente. Dos participantes, mais da metade (67,7%) era mulher.

Como grupo controle, foram utilizados dados do Registro do Serviço Nacional de Saúde (Inglaterra), do qual foram obtidas informações sobre o número de ataques cardíacos sofridos, bem como a taxa de sobrevivência de pessoas com a mesma idade.

Os resultados descobriram que os homens tendem a experimentar uma redução significativa da vida devido a problemas associados ao coração, mas essa relação ocorre apenas no caso de depressão endógena.

Ou seja, a depressão causada pela situação atualmente vivida em relação ao confinamento e a impossibilidade de realizar algumas atividades que anteriormente "enriqueciam" a vida emocional da pessoa e cuja "perda" temporária pode causar sintomas depressivos. Apesar disso, e com base em pesquisas anteriores, isso não representa um risco à saúde em termos de redução de anos de vida. Apesar disso, é necessário prestar atenção aos estados emocionais, pois estes podem ser influenciados pela situação atual do confinamento, causando o aparecimento de depressão e ansiedade (@LANACION, 2020) (ver Ilustração 37).

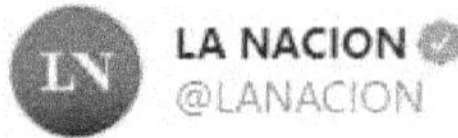

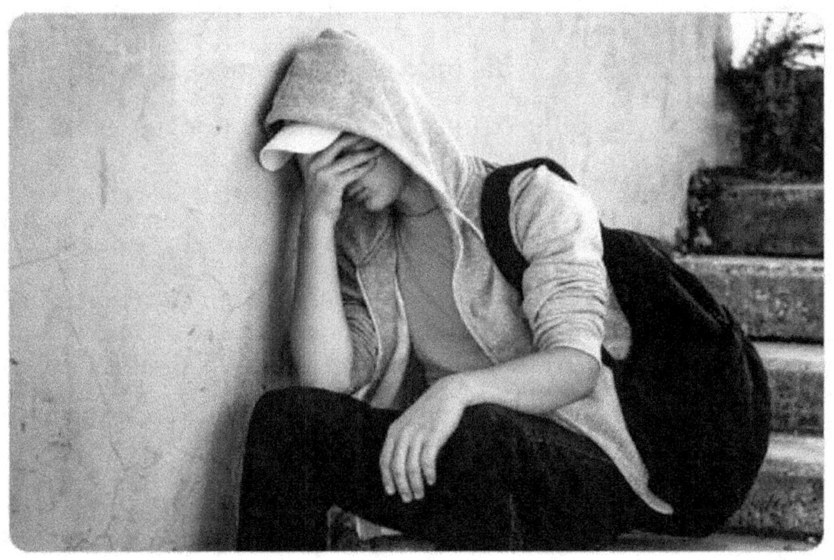

Ilustração 37 Tweet Depressão na Quarentena

Ansiedade no Confinamento

Ao longo do dia, existem inúmeras situações que exigem a máxima atenção, nas quais a melhor resposta possível deve ser dada, seja por causa da pressa ou por atender a vários requisitos ao mesmo tempo. Essas demandas produzem estresse, que alterará o ciclo normal do sono-vigília e, em muitos casos, provocará insônia.

O estresse mantido a médio ou longo prazo pode ser prejudicial à saúde, é o que se chama angústia. Mas também existe um estresse "bom", ou seja, estresse que, por um curto período, melhora as habilidades e dá respostas mais bem-sucedidas nas atividades a serem realizadas. Esse segundo tipo de estresse é chamado de Eustress.

Se é "bom" ou "ruim", depende tanto da avaliação psicológica de eventos e situações estressantes quanto de sua manutenção por um determinado período. Assim, uma situação avaliada como desafiadora, mas atraente como forma de se destacar ou "brilhar", motiva a dar o melhor de si, obtendo sucessos que de outra forma não seriam alcançados; mas se essa situação for mantida ao longo do tempo, o esgotamento dos recursos ocorrerá, conforme explicado na Síndrome de Adaptação Geral (Selye, 1946). Com isso, essa situação deixaria de ser motivadora, tornando-se algo "insuportável" e abrindo espaço para a doença; síndrome em que as situações de estresse são divididas em três etapas:

A inicial, ou reação de Alarme, em que o organismo precisa se preparar para responder a partir do momento em que o estímulo ou a situação estressante ocorre.

A resistência ou adaptação. Nessa fase, é iniciado o mecanismo de Hipotálamo Hipófise Adrenal (H.H.A.) para responder à demanda estressante. Se ela desaparecer, o corpo tenderá a uma "desativação", produzida por um mecanismo de retroalimentação negativa, que usa a mesma via H.H.A., de modo que o cortisol das glândulas suprarrenais iniba a produção do hormônio liberador de corticotrofina pela hipófise e, com isso, desative o eixo H.H.A., recuperando assim os níveis basais de antes do início do estresse. Por outro lado, se o estímulo estressante for mantido, o organismo passará para a próxima fase.

A etapa final, ou exaustão, baseia-se no fato de que os recursos do corpo são limitados e disponíveis por um curto período, após o qual a exaustão ocorre, bem como o estado de tensão que a origina. Esse esgotamento trará uma série de consequências nos diferentes sistemas envolvidos, que podem levar a pessoa a ficar doente.

O estresse a médio prazo terá uma série de consequências, como dores musculares, distúrbios do sono e do humor e imunodeficiência.

Por outro lado, o estresse crônico causará efeitos mais graves, sendo responsável por distúrbios digestivos que podem levar a úlceras e diarreia; obesidade, devido ao aumento do apetite, e, com isso, aumenta a possibilidade de diabetes; enfraquecimento do sistema imunológico, sendo mais exposto a infecções e resfriados; perda de memória, motivação, sono, humor alterado; aumento da pressão arterial e da frequência cardíaca; e acúmulo de colesterol e triglicérides no sangue, com maior risco de doenças cardíacas e derrames.

Em nível psicológico, também aumentará os sintomas de certos distúrbios, como no caso da esquizofrenia, em que, quanto maior o nível de estresse, maior a expressão de sintomas psicóticos. Em pessoas normais, a toxicidade de altos níveis de cortisol no cérebro de maneira aguda implica a afetação de certas estruturas neuronais, que terão repercussões em um desempenho cognitivo pior, como no caso do hipocampo, necessário para o estabelecimento de uma nova aprendizagem.

O Sistema Imune no Confinamento

O sistema imunológico, que protege o corpo contra infecções externas e internas, é muito sensível a mudanças emocionais, especialmente processos de estresse. Quando um processo de estresse é gerado, o corpo experimenta imunossupressão, reduzindo ao mínimo o consumo dessas funções, mas, se essa situação for mantida, o sistema será danificado.

Os primeiros sintomas de que o sistema imunológico não está funcionando adequadamente podem ser observados com o surgimento de sintomas como psoríase ou lúpus; mas, se a situação não é solucionada, não apenas haverá uma desaceleração nos processos de cicatrização e recuperação das feridas que possam ter aparecido, mas a "porta ficará aberta" para todos os tipos de infecções, além de agravar os sintomas de doenças autoimunes, entre elas a esclerose múltipla.

O eixo H.H.A. Faz a medição de como o organismo funciona. Se estiver funcionando corretamente, ou seja, se houver uma ativação pontual em situações de estresse, a pessoa será capaz de dar a resposta adequada no momento certo, seja ela de fuga ou de enfrentamento. Mas, se essa resposta for mantida por um tempo maior, porque o fator estressante ainda está presente, "falhas" começarão a ocorrer no processo normal e, com isso, a probabilidade de sofrer várias doenças aumentará.

E isso se deve à estreita relação entre o sistema imunológico e o sistema psicológico, uma vez que o primeiro é essencial para a correta recuperação de qualquer alteração do organismo; uma vez que baixas defesas não apenas retardam esse processo, mas também favorecem o aparecimento de infecções e outras doenças.

Uma relação que, como mencionamos, também é mediada por fatores de personalidade, como a personalidade do tipo A ou do tipo B, relacionados a um nível maior ou menor de proteção contra doenças cardíacas, respectivamente.

Sabendo que altos níveis de estresse afetarão principalmente a saúde do coração, indivíduos com personalidade do tipo A têm maior probabilidade de sofrer ataques cardíacos do que aqueles com personalidade tipo B; mas, embora esses tipos de personalidade sejam os mais conhecidos, há alguns anos, outros dois tipos foram descobertos, denominados C e D.

Na personalidade do tipo C, existe um alto nível de expressão de emoção, particularmente das positivas, revelando uma pessoa muito positiva, com ocultação das emoções negativas para os outros. Como resultado, pessoas com personalidade do tipo C são mais propensas a sofrer reumatismo, infecções, alergias, doenças de pele e câncer.

Por outro lado, na personalidade tipo D, talvez a menos conhecida, as pessoas exibem um alto nível de autoexigência, com comportamento hiperativo e baixa autoestima; com desconexão entre o mundo emocional e o mundo "racional", o que as torna mais propensas a sofrer doenças psicossomáticas. Colite ulcerativa, úlceras peptídicas e distúrbios vasculares, como hipertensão e doença cardíaca isquêmica, são mais prováveis de ocorrer em indivíduos com esse tipo de personalidade.

Portanto, a mesma situação de confinamento terá uma incidência diferencial, dependendo da personalidade anterior, não afetando emocionalmente da mesma maneira nem seu estado de espírito nem o sistema imunológico.

Assim, a personalidade do tipo B parece ser a que está mais relacionada a um estado geral de saúde mais adequado, devido ao modo calmo e sereno de enfrentar as situações da vida, considerando-as circunstâncias temporárias que devem ser vividas, mas sem que isso aumente os níveis de ansiedade, evitando o estresse contínuo e suas consequências.

A alimentação no Confinamento

Embora, em tempos de confinamento, medidas tenham sido estabelecidas pelos governos para garantir o acesso dos cidadãos aos alimentos, devemos ter em mente que o estado de espírito influenciará nossa escolha do que comemos, tanto em quantidade como em qualidade.

Assim, sofrer sintomas depressivos, junto de perda de interesse pelo que antes dava prazer (anedonia), faz com que a pessoa gradualmente "abandone" tanto aspectos de higiene quanto de nutrição pessoal, aumentando as calorias e o consumo de álcool, o que afetará diretamente a mudança de peso, que também é acompanhada de "compulsão alimentar" como forma de "encher" a vida. Isso resultará em um aumento de peso, que, com o tempo, pode levar à obesidade.

Embora a depressão também possa causar o efeito oposto, ou seja, a "má" alimentação pode levar à perda de peso; o que, junto da perda de sono, e, portanto, estar mais tempo acordada durante o dia, o que é característico das pessoas com depressão, tem sido relacionado a uma das explicações para a redução do peso, já que, uma vez ativo, o corpo consome mais calorias, que não são repostas pela falta de uma alimentação adequada.

Há evidências há anos de uma estreita relação entre

depressão e obesidade, encontrando-se um número maior de pessoas obesas que sofrem de depressão. Da mesma forma, pessoas que sofrem de depressão têm uma porcentagem maior de obesidade, embora ainda não esteja claro o que vem primeiro, se a depressão causa a obesidade ou vice-versa.

Deve-se ter em mente que as pessoas obesas tendem a estar mais expostas ao ridículo de outras pessoas, especialmente quando ocorre em idade precoce. A fase mais sensível é a fase de pré-adolescência, quando a opinião e a avaliação dos outros são essenciais.

Assim, um sentimento de rejeição ou ridículo pode ser o gatilho para minar a autoestima do jovem, o que pode levar ao isolamento e a evitar as relações sociais, enquanto "se agarra" à comida, como uma maneira de "preencher" o amor que lhe falta.

A esse respeito, um estudo do Departamento de Psicologia da Faculdade de Ciências Humanas da Bond University; do centro The Lakeside Rooms e do Centro de Psicologia Mullumbimby (Austrália), com a Fundação para Medicina Epigenética (EUA) (Stapleton, Church, Sheldon, Porter, & Carlopio, 2013) analisa o efeito da intervenção na redução da obesidade sobre a depressão.

O estudo teve a participação de 96 adultos com obesidade, sendo que em metade deles foi administrado um tratamento com a Técnica de Liberação Emocional (Church, 2017). Nos outros, não foi realizada nenhuma intervenção.

Com o tratamento que durou quatro semanas, houve intervenção diretamente sobre a obesidade, embora uma avaliação tenha sido realizada antes e depois dos sintomas depressivos para verificar se eles foram afetados e, em caso afirmativo, em que medida.

Os resultados mostram efeitos positivos tanto na redução da obesidade quanto na melhora dos sintomas depressivos. Efeitos esses que foram mantidos ao longo do tempo, conforme evidenciado pelos resultados da avaliação realizada em 12 meses.

Com esses resultados, é possível concluir a respeito dos efeitos positivos da intervenção tanto para a obesidade quanto para a depressão, o que nos permite repensar a maneira de abordar o tratamento da Depressão Maior para evitar os efeitos "secundários" em alguns pacientes do tratamento com base em intervenção farmacológica, apresentada isoladamente ou combinada com psicoterapia.

O sono no Confinamento

Sabe-se que, uma vez terminada a infância, na qual há um número maior de horas de sono do que de vigília, o corpo inverte essa proporção, necessitando de cerca de 8 horas de sono por dia pelo resto da vida.

Embora às vezes o gerenciamento do tempo não seja continuado, ele pode produzir perda e acúmulo de sono por um tempo, que é recuperado posteriormente. Por exemplo: nos "plantões" de alguns empregos, nos quais a jornada de trabalho é prolongada, ou quando os jovens ficam acordados por motivos acadêmicos ou por diversão. Nesses casos, a perda de horas de sono que vai se "acumulando" é compensada com um sono longo.

Da mesma forma, e naturalmente, nos idosos, geralmente há uma divisão do tempo de sono. Em vez de dormir por 8 horas seguidas, eles geralmente acordam após as primeiras 5 horas de sono, ficam despertos por algumas horas e depois completam as 3 restantes.

Mesmo nos idosos, esse modo "fragmentado" de dormir tende a ser abandonado, de modo que muitas vezes há uma "desregulação", baseada em microssonhos. Eles tiram uma soneca quando estão cansados, independentemente do horário, sem perceber que o sono é essencial para o bom funcionamento do cérebro, mesmo em idosos.

Embora a importância do sono tenha sido discutida até o momento, no caso de acumular noites sem dormir, por exemplo, para estudar para um exame ou trabalhar no turno da noite, os efeitos continuarão a ser cada vez mais sérios e importantes, afetando a saúde física e psicológica e as relações sociais.

Na esfera física, haverá exaustão muscular, maior tendência a sofrer doenças, pois o sistema imunológico se torna superativo durante o sono, além de lesões que podem ser causadas por desatenção, aumentando a possibilidade de acidentes.

No nível psicológico, há uma redução de atenção e concentração, com pensamentos dispersos e superficiais. No que diz respeito às relações sociais, outras pessoas perceberão e, com base nisso, reagirão, especialmente se se mostrarem comportamentos de não querer compartilhar tempo com outras pessoas devido a fadiga excessiva ou irascibilidade ao interagir com os outros. Assim, o contato social vai sendo perdido gradualmente.

Os experimentos clássicos sobre privação do sono mostram efeitos devastadores na atenção, no desempenho e em outras funções cognitivas, como a aprendizagem, colocando em risco a saúde mental da pessoa. Depois de dias sem dormir, o indivíduo se mostra cansado, exausto, mas também irritável, com momentos de euforia, com pensamentos paranoicos, podendo sofrer episódios psicóticos. E tudo isso por não dormir bem.

Da mesma forma, a privação do sono terá um efeito importante na tomada de decisões, de acordo com estudo realizado pelo Centro de Pesquisa do Sono da Universidade de Loughborough (Inglaterra). (Horne, 2012). Isso foi evidenciado por experimentos sobre a tomada de decisões sobre ganhos futuros, como com a técnica chamada Iowa Gambling Task (Tarefa de Apostas de Iowa) (Buelow & Suhr, 2009) com o qual você pode ver a precisão nas decisões tomadas com base nas variáveis estabelecidas pelo pesquisador, que manipula a quantia de lucro ou perda que pode ser obtida em cada tentativa.

Existem quatro testes possíveis, de acordo com o resultado estabelecido: alto ganho, pequeno ganho, pequena perda ou grande perda. Uma vez obtida a linha de base de seu desempenho, esse método é administrado após algumas horas de privação, geralmente mais de 24 horas sem dormir, para observar a interferência ou não da falta de sono na decisão.

Há pesquisas como a realizada pela Divisão de Neuropsiquiatria do Instituto de Pesquisa Armada Walter Reed; o Maryland Center for Psychiatric Studies; o Departamento de Psiquiatria da Universidade de Maryland; o Departamento de Radiologia da Faculdade de Medicina e o Departamento de Ciências Ambientais da Saúde da Faculdade de Saúde Pública e Higiene do Instituto de Medicina Johns Hopkins (EUA); com o Instituto de Pesquisa Rotman e a Universidade de Toronto (Canadá) (Colten & Altevogt, 2006), que indicam que uma privação de 49 horas faz com que os participantes tomem decisões muito arriscadas, como faria uma pessoa ferida no córtex pré-frontal ventral.

Ou seja, a falta de sono não apenas reduz as habilidades cognitivas, afeta a emocionalidade e prejudica o sistema imunológico, mas também leva a pessoa a tomar decisões "ruins". Daí a importância de manter certa regularidade e pelo menos oito horas de sono diárias.

A Resiliência no Confinamento

Ao falar do papel do estresse no mundo emocional e suas consequências para o corpo, devemos nos referir à resiliência, que se tornou um conceito-chave na psicologia nos últimos anos como forma de lidar com a vida.

Embora o termo resiliência tenha surgido do testemunho dos sobreviventes dos casos mais extremos aos quais uma pessoa pode ser submetida, como os sobreviventes dos campos de concentração nazistas na Segunda Guerra Mundial, em que se analisou por que alguns sobreviveram e outros não e, dentre os sobreviventes, por que alguns conseguiram "refazer suas vidas" e outros mergulharam em desespero. Isso considerando que todos haviam vivido os mesmos horrores da guerra.

A partir dessa análise e de depoimentos, como o de Victor Frankl, que desenvolveu a logoterapia como método de enfrentamento dessas situações (Frankl, 2014), surgiu essa espécie de "fórmula" para superar qualquer adversidade, algo que parece estar ligado ao caráter da pessoa, mas também ao seu modo de pensar e de ver a vida.

Atualmente, esse conceito é utilizado em terapia não apenas para cuidar de pessoas que sobreviveram a situações extremas, mas para ajudá-las a superar as dificuldades cotidianas da vida, visando reforçar a resiliência interior.

A resiliência é, portanto, uma capacidade que pode ser aprendida e desenvolvida. Tem um papel fundamental na proteção da pessoa, pois todos estão expostos ao estresse diário. Mas, com o desenvolvimento adequado da resiliência, é possível aprender a superar as dificuldades que surgem, por isso é importante ensiná-la a crianças em idade escolar.

O boom dos anos oitenta da Psicologia Emocional e, especificamente, seu ramo mais aplicado da Inteligência Emocional permitiu o desenvolvimento de todo um vocabulário muito específico. Por isso, às vezes, não estamos familiarizados com ele todo, como é o caso de Resiliência, que pode ser entendida como o conjunto de capacidades pessoais que o indivíduo tem à sua disposição para enfrentar as situações mais difíceis e sair vitorioso delas.

Embora alguns a identifiquem com uma qualidade pessoal com a qual nascemos, algo como o carisma, na maioria das vezes, considera-se que é possível treinar e melhorar essa característica, permitindo ter as ferramentas apropriadas para superar o dia a dia. Algo que, por outro lado, é fundamental para qualquer trabalho ou profissão. Mas com que idade é apropriado aprender sobre Resiliência?

Foi exatamente isso que um estudo realizado pela Faculdade de Ciências e Tecnologia do Instituto de Tecnologia e Ensino Superior de Hong Kong (Hong Kong) tentou resolver (Tung, Ning, & Kris, 2014). Participaram do estudo 257 estudantes do ensino médio, 86% dos quais tinham entre 16 e 20 anos, e os outros, mais de 20 anos; metade deles era menina.

Todos eles receberam uma série de questionários para descobrir seu nível de estresse, se havia sintomas físicos associados ao estresse, presença de depressão, nível de autoconfiança, autoestima e otimismo do estudante.

Os resultados mostram que metade dos participantes considera ter uma boa resiliência, um bom nível de autoestima e autocontrole pessoal.

Quanto à comparação entre os sexos, foram encontrados maiores níveis de ansiedade e estresse, com menor percepção social, entre as meninas.

Em relação aos filhos de famílias monoparentais, o que corresponde a 10% dos participantes, observou-se que apresentaram níveis mais baixos de resiliência e autoestima em relação aos seus colegas.

Avaliando os resultados como um todo, pode-se considerar que eles são menos preocupantes, porque metade dos alunos tem baixa resiliência, algo que pode ser treinado e que é muito útil para aumentar a autoestima e o desempenho acadêmico. Além disso, como os autores mencionam, a baixa resiliência pode levar a distúrbio do sono associado à ansiedade, bem como a outros distúrbios psicossomáticos.

Em outras palavras, a resiliência é um aspecto importante a ser detectado e treinado desde a infância, de modo a preparar a pessoa para enfrentar as dificuldades que surgirão dia a dia, seja no local de trabalho, na família ou na esfera pessoal.

A resiliência é um aspecto fundamental para enfrentar uma situação como o confinamento, devido à natureza excepcional da situação, aos altos níveis de estresse que podem ser gerados e até aos sentimentos de inutilidade e depressão.

À medida em que a pessoa saiba como colocar a situação "em perspectiva" e encontrar um "sentido de vida", será muito mais fácil para ela enfrentar e lidar com a situação.

Lista de Ilustrações

Tweets referenciados

@ConsejoCOLEF. (2020). Conselho COLEF no Twitter: ".@deportegob y @ConsejoCOLEF recomiendan seguir manteniendo estilos de vida activos durante el confinamiento. Si tienes dudas sobre cómo entrenar en casa, contacta con profesionales cualificados/as del deporte. #YoMeMuevoEnCasa. Acessado em 5 de abril de 2020, em https://twitter.com/ConsejoCOLEF/status/1245005430096646151

@diariodeburgos. (2020). Diario de Burgos no Twitter: "Hoy en DB: El virus destruye en Burgos en 15 días el empleo creado en 2 años 2 detenidos y más de 600 multas por saltarse el confinamiento Bajan un 70% las urgencias desde el coronavirus Infantil y Primaria pierden otros mil. Acessado em 5 de abril de 2020, em https://twitter.com/diariodeburgos/status/1245946653867151361

@LANACION. (2020). LA NACION no Twitter: "Coronavirus: uno de cada tres argentinos siente depresión y ansiedad por la cuarentena https://t.co/CWVlbjUnrb https://t.co/OmPUUrydBh" / Twitter. Acessado em 7 de abril de 2020, em https://twitter.com/LANACION/status/1244726615902269441

@ma_pureza. (2020). MaPureza no Twitter: "Hoy, en el Día Mundial del Trastorno Bipolar, hagamos conciencia sobre esta enfermedad. El aislamiento puede ser desafiante para muchos, pero es un reto para aquellos que tienen enfermedades mentales. Tengamos empatía con aquellos qu. Acessado em 5 de abril de 2020, em https://twitter.com/ma_pureza/status/12447532471072727 05

@RTVE_Com. (2020). RTVE Comunicación no Twitter: "?¡Llega "Diarios de la cuarentena", una sitcom realista e íntima sobre el lado más divertido de la convivencia en tiempos de pandemia!? Estreno (y risas aseguradas) el martes a las 22:05 h en @La1_tve https://t.co/Gk34fN2. Acessado em 5 de abril de 2020, em https://twitter.com/RTVE_Com/status/12457483253469184 01

Referencias

Bastian, B., Koval, P., Erbas, Y., Houben, M., Pe, M., & Kuppens, P. (2015). Sad and Alone. *Social Psychological and Personality Science, 6*(5), 496–503. https://doi.org/10.1177/1948550614568682

Bhargawa, M. (2012). Dimensional Personality Inventory. *National Psychological Corporation, Agra.*

Buelow, M. T., & Suhr, J. A. (2009, March 5). Construct validity of the Iowa gambling task. *Neuropsychology Review*, Vol. 19, pp. 102–114. https://doi.org/10.1007/s11065-009-9083-4

Chandola, D. R. (2016). Is personality of schizophrenics & bipolar patients are similar? *International Journal of Sciences & Applied Research, 3*(5), 51–59.

Church, D. (2017). *The EFT manual.* Hay House, Inc.

Colten, H. R., & Altevogt, B. M. (2006). Sleep disorders and sleep deprivation: An unmet public health problem. In *Sleep Disorders and Sleep Deprivation: An Unmet Public Health Problem.* https://doi.org/10.17226/11617

Connor, K. M., & Davidson, J. R. T. (2003). Development of a new Resilience scale: The Connor-Davidson Resilience scale (CD-RISC). *Depression and Anxiety, 18*(2), 76–82. https://doi.org/10.1002/da.10113

Frankl, V. E. (2014). *The will to meaning: Foundations and applications of logotherapy.* Penguin.

Goldberg, D. P., & Hillier, V. F. (1979). A scaled version of the General Health Questionnaire. *Psychological Medicine, 9*(1), 139–145. https://doi.org/10.1017/S0033291700021644

Horne, J. (2012, November 1). Working throughout the night: Beyond "sleepiness" - impairments to critical decision making. *Neuroscience and Biobehavioral Reviews*, Vol. 36, pp. 2226–2231. https://doi.org/10.1016/j.neubiorev.2012.08.005

Karampas, K., Michael, G., & Stalikas, A. (2016). Positive Emotions, Resilience and Psychosomatic Heath: Focus on Hellenic Army NCO Cadets. *Psychology, 07*(13), 1727–1740. https://doi.org/10.4236/psych.2016.713162

Luna, K. (2020). Speaking of Psychology: Coronavirus Anxiety. Acessado em 29 de fevereiro de 2020, em APA.org website: https://www.apa.org/research/action/speaking-of-psychology/coronavirus-anxiety

Pi, Y.-L., Wu, X.-H., Wang, F.-J., Liu, K., Wu, Y., Zhu, H., & Zhang, J. (2019). Motor skill learning induces brain network plasticity: A diffusion-tensor imaging study. *PLOS ONE, 14*(2), e0210015. https://doi.org/10.1371/journal.pone.0210015

Radloff, L. S. (1977). The CES-D Scale: A Self-Report Depression Scale for Research in the General Population. *Applied Psychological Measurement, 1*(3), 385–401. https://doi.org/10.1177/014662167700100306

Russell, D. W. (1996). UCLA Loneliness Scale (Version 3): Reliability, validity, and factor structure. *Journal of Personality Assessment, 66*(1), 20–40. https://doi.org/10.1207/s15327752jpa6601_2

Selye, H. (1946). The General Adaptation Syndrome and the Diseases of Adaptation. *The Journal of Clinical Endocrinology & Metabolism, 6*(2), 117–230. https://doi.org/10.1210/jcem-6-2-117

Stapleton, P., Church, D., Sheldon, T., Porter, B., & Carlopio, C. (2013). Depression symptoms improve after successful weight loss with emotional freedom techniques. *ISRN Psychiatry*, *2013*, 573532. https://doi.org/10.1155/2013/573532

Thomson, W. (2014). The Head Stands Accused by the Heart! —Depression and Premature Death from Ischaemic Heart Disease. *Open Journal of Depression*, *03*(02), 33–40. https://doi.org/10.4236/ojd.2014.32008

Tung, K. S., Ning, W. W., & Kris, L. T. Y. A. (2014). Effect of Resilience on Self-Perceived Stress and Experiences on Stress Symptoms A Surveillance Report. *Universal Journal of Public Health*, *2*(2), 64–72. https://doi.org/10.13189/UJPH.2014.020205

Watson, D., Clark, L. A., & Tellegen, A. (1988). Development and Validation of Brief Measures of Positive and Negative Affect: The PANAS Scales. *Journal of Personality and Social Psychology*, *54*(6), 1063–1070. https://doi.org/10.1037/0022-3514.54.6.1063

Conclusões

Com este trabalho, tentamos dar uma perspectiva baseada em pesquisas científicas sobre a incidência de uma situação excepcional na vida, como a crise de saúde que está sendo vivenciada.

Nesse sentido, surgiram muitas recomendações e bons conselhos, na maioria dos casos com base em "experiências" próprias. Este trabalho tenta se distanciar para oferecer uma visão da ciência da psicologia, oferecendo resultados de pesquisas realizadas em todo o mundo quem pode apoiar e ajudar neste momento.

www.ingramcontent.com/pod-product-compliance
Lightning Source LLC
Chambersburg PA
CBHW071416150726
48000CB00001B/346